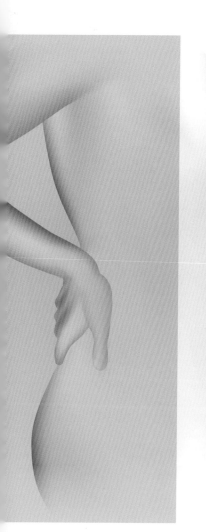

产前影像诊断
病 例 集

主 编 兰为顺 杨文忠

副主编 刘 芳 夏 风 余旭东 杨小红

编 者（按姓氏笔画排序）

丁慧云 万亚平 王 念 冯 倩

兰为顺 刘 芳 刘振清 刘鸿圣

杨小红 杨文忠 余旭东 赵 胜

夏 风 黄 莉 董素贞 蒋诚诚

谢 辉 潘圣宝

人民卫生出版社
·北 京·

图书在版编目（CIP）数据

产前影像诊断病例集 / 兰为顺，杨文忠主编 . —北京：人民卫生出版社，2022.11

ISBN 978-7-117-33368-9

Ⅰ.①产… Ⅱ.①兰…②杨… Ⅲ.①妊娠诊断 – 影像诊断 – 病案 – 汇编 Ⅳ.①R714.15

中国版本图书馆 CIP 数据核字（2022）第 125948 号

人卫智网	**www.ipmph.com**	医学教育、学术、考试、健康，购书智慧智能综合服务平台
人卫官网	**www.pmph.com**	人卫官方资讯发布平台

产前影像诊断病例集

Chanqian Yingxiang Zhenduan Bingliji

主　　编：兰为顺　杨文忠

出版发行：人民卫生出版社（中继线 010-59780011）

地　　址：北京市朝阳区潘家园南里 19 号

邮　　编：100021

E - mail：pmph @ pmph.com

购书热线：010-59787592　010-59787584　010-65264830

印　　刷：廊坊一二○六印刷厂

经　　销：新华书店

开　　本：889×1194　1/16　　印张：12

字　　数：228 千字

版　　次：2022 年 11 月第 1 版

印　　次：2022 年 11 月第 1 次印刷

标准书号：ISBN 978-7-117-33368-9

定　　价：168.00 元

打击盗版举报电话：010-59787491　E-mail：WQ @ pmph.com

质量问题联系电话：010-59787234　E-mail：zhiliang @ pmph.com

数字融合服务电话：4001118166　E-mail：zengzhi @ pmph.com

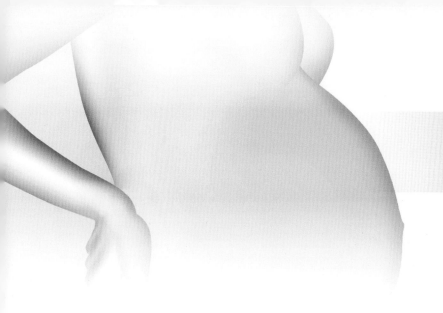

编 委 名 单

主　编　兰为顺　杨文忠

副主编　刘　芳　夏　风　余旭东　杨小红

编　者（按姓氏笔画排序）

丁慧云　湖北省妇幼保健院

万亚平　湖北省妇幼保健院

王　念　湖北省妇幼保健院

冯　倩　湖北省妇幼保健院

兰为顺　湖北省妇幼保健院

刘　芳　湖北省妇幼保健院

刘振清　广州市妇女儿童医疗中心

刘鸿圣　广州市妇女儿童医疗中心

杨小红　湖北省妇幼保健院

杨文忠　湖北省妇幼保健院

余旭东　湖北省妇幼保健院

赵　胜　湖北省妇幼保健院

夏　风　湖北省妇幼保健院

黄　莉　广州市妇女儿童医疗中心

董素贞　上海交通大学医学院附属上海儿童医学中心

蒋诚诚　湖北省妇幼保健院

谢　辉　湖北省妇幼保健院

潘圣宝　湖北省妇幼保健院

序 言 一

　　胎儿磁共振是一项新的影像技术，随着胎儿外科、胎儿介入和产房外科的发展，临床对胎儿影像学有了更高的要求。多年来，胎儿影像学只使用超声一种手段，现在胎儿磁共振成像检查作为一种无射线、无损伤、对胎儿安全的影像学诊断方法，以其视野大，软组织对比分辨率高，不受母体情况如孕妇肥胖、羊水过少和多胎等情况的影响，在胎儿诊断中已经显示了良好的前景。

　　在中国，于21世纪初开始开展胎儿磁共振，并发展很快。国内目前开展胎儿磁共振检查的医院已经有数百家。近年来，在国内磁共振各分支中，胎儿磁共振检查增长幅度居第一位。虽然胎儿磁共振在国内发展很快，但胎儿磁共振的中文教科书还很缺乏。与其他系统相比，胎儿磁共振的英语教科书或专著也比较少。

　　湖北省妇幼保健院是我国最早开展胎儿磁共振临床应用检查的医院之一，积累了大量的病例，在国内处于领先地位，而且该院在病例的病理证实方面也做得特别好。兰为顺教授的这本新著作弥补了国内胎儿磁共振的中文教科书不足。本书从实际病例出发，深入浅出地分析各种胎儿异常的影像改变特点以及产生这些影像改变的病理基础，并介绍了如何鉴别诊断。本书行文优美，图片精致，内容详细，分析条理清晰，对从事胎儿磁共振诊断的放射科医师能有很多帮助，必将受到广大读者的欢迎。同时该书对广大产科医生和新生儿医生也很有帮助，值得一读。

朱铭

2022 年 8 月

序 言 二

多年以来,胎儿产前影像学诊断主要依靠超声检查,但也存在着一定的局限性。国内于 20 世纪末开始逐步将磁共振技术应用于胎儿检查,近 20 年来,随着磁共振设备的进步,扫描速度更快速、成像序列更丰富,胎儿磁共振检查也得到了快速的发展,因其无辐射、视野大、软组织对比分辨率高,目前已成为胎儿产前诊断技术中超声检查的重要补充,在提高产前诊断水平、降低出生缺陷发生率、提高人口素质等方面发挥着越来越重要的作用。鉴于国内开展胎儿磁共振检查时间不长,积累的经验还比较有限,国内外相关的专著及教科书相对缺乏,从事产前诊断的专业技术人员急需获得更多的参考资料和宝贵经验。

杨文忠主任是我的研究生,早在 2002 年他在同济医院攻读硕士研究生期间,就在湖北省妇幼保健院超声科陈欣林主任的支持下,开展了胎儿超声联合磁共振进行产前影像诊断的研究。近十年来他和兰为顺主任一起,带领团队作为湖北省产前诊断中心的重要组成部分,将 MRI 技术广泛应用于胎儿产前诊断,大大提高了胎儿先天畸形的诊断准确性,目前,胎儿磁共振技术产前诊断应用已被湖北省卫生健康委员会收录进《湖北省产前筛查与产前诊断专业技术人员培训考核方案》,将进一步在全省普及推广。湖北省妇幼保健院还建立了国内最大的胎儿出生缺陷病理标本库,收录各种胎儿畸形病理标本 2 000 余例。十年来他们的团队共诊断各种胎儿畸形 2 万余例,技术水平、病例种类、病理追踪均处于国内领先地位,主持和参与的相关科研课题获得了三项湖北省科技进步奖二等奖,为防治出生缺陷、提高出生人口素质作出了卓越贡献。

本书编者从实际工作出发,主要收录了日常工作中所遇到的常见病例和部分少见、罕见病例,结合磁共振与超声图像,针对胎儿正常结构的磁共振影像解剖、胎儿全身各系统疾病及畸形的影像特点,进行全面的影像解析及鉴别诊断要点分析,具有较高的学术价值。此书文字简明扼要,内容翔实,图片精美,是产前诊断相关医务人员不可多得的参考书,相信该书的出版将进一步促进胎儿磁共振技术的临床应用与推广,提高我国产前影像诊断水平。

夏黎明

华中科技大学同济医学院附属同济医院放射科主任,

二级教授中国医师协会放射医师分会常委

武汉医学会放射学分会主任委员

2022 年 6 月

序 言 三

自 1983 年,Smith 等人首次报道胎儿 MRI 检查,近 10 余年来,随着 MRI 技术的不断进步和发展,我国多家医院陆续开展胎儿 MRI,其临床应用越来越广泛、越来越成熟,已成为医院产前影像诊断中不可缺少的重要手段。一方面,弥补了产前超声诊断的不足;另一方面,成为超声诊断坚实的伙伴。

湖北省妇幼保健院在产前应用 MRI 诊断胎儿畸形和疾病是有悠久历史的。早些年,在华中科技大学同济医学院附属同济医院放射科夏黎明教授的亲自指导下,杨文忠医师、孙子燕医师等相继从事产前胎儿 MRI 的临床应用及研究工作。与此同时,湖北省妇幼保健院超声影像科陈欣林医师及其团队一直致力于胎儿产前筛查、临床诊断及病理研究工作,在国内享有盛誉。记得 2008 年我从美国俄亥俄州立大学 NATIONWIDE 儿童医院进修回来(这家儿童医院已经成熟开展了胎儿 MRI 工作),陈欣林医师邀请我们武汉儿童医院影像科 CT 和 MRI 室与之合作,开展胎儿 MRI 临床应用及研究工作,检查的孕妇达五千多人。由于双方的良好合作,我们两家先后荣获了 3 项湖北省科技进步奖二等奖,并建立了深厚的友谊。

随后,湖北省妇幼保健院放射科引进了 MRI 装置,兰为顺医师与该院超声科通力合作、协同发展,大大提升了该院临床产前诊疗技术和诊断水平,也为科研、教学奠定了良好的基础,并取得了令人称道的成绩。由兰为顺、杨文忠医师主编的《产前影像诊断病例集》一书,就是最好的见证。

该书全面介绍了胎儿正常解剖结构的磁共振影像表现,各个系统的先天性发育畸形、常见病及罕见病等异常的影像特点、诊断及鉴别诊断要点。值得一提的是,本书胎儿病例既有磁共振图像,又有超声图像、引产或产后影像印证,全面而客观,也是本书的一大特色。

本书内容丰富、图文并茂、深入浅出,是一部实用性很强的胎儿影像学著作,可作为放射科医师、产科医师、儿科医师、大专院校医学生的案头参考书,相信大家定会从中受益,更好地服务于患者。

邵剑波
华中科技大学同济医学院附属武汉儿童医院
2022 年 6 月

前　言

　　产前诊断是一门新兴的学科,涉及产前影像诊断、产前基因诊断、产前临床诊断、产前咨询等学科。主要关注的是所有胎儿可能发生的疾病,以及这些疾病的诊断、治疗及预后等问题。随着医学的发展,我国二孩政策的放开,高龄产妇的增加,各种胎儿疾病的发生率和检出率都呈现上升趋势。为了紧跟国际降低出生缺陷比例的形势,各地都在大力发展产前诊断。产前影像诊断作为产前诊断的一个重要组成部分,一直以来主要以产前超声诊断为主,近年来,胎儿磁共振的兴起,为产前影像诊断提供了一种新的方法和手段,让产前影像诊断更为精确和完善。胎儿磁共振拥有能多方位成像、软组织分辨率高、没有电离辐射、不受孕妇肥胖、羊水少的影响等优势,能提供超声所能提供之外的额外信息,日益受到产前诊断专家的关注和认可,成为产前影像诊断的一个重要组成部分。20 世纪 90 年代以来,国内上海、武汉、山东等地开始尝试用胎儿磁共振联合胎儿超声进行产前影像诊断,近年来得到了长足的发展。在此基础上,近年国内已有学者编著了胎儿磁共振方面的专著,但尚缺乏一本既有胎儿磁共振图像,又有胎儿超声图像的比较全面的产前影像诊断病例解析。

　　本书着眼于实用,主要面向广大从事产前磁共振诊断和超声诊断的医生,是编者日常工作中所遇到的一些常见病例和部分少见病例及罕见病例的图像展示及影像解析,以期能为广大从事产前诊断的同仁提供些许帮助和参考。主要涉及胎儿正常结构的磁共振影像解剖,胎儿全身各个系统疾病及畸形的影像特点,影像解析及鉴别诊断要点。其中图像包含超声图像和磁共振图像,以磁共振图像为主;影像解析包括各个疾病的发病率、胚胎发育、病理机制、图像特点等内容,鉴别诊断主要涉及影像鉴别诊断。以提高读者对胎儿疾病的影像特点及相关知识的认识,提高产前影像诊断的水平,满足降低出生缺陷的需求。

本书全体编写人员在编写过程中都不辞辛劳,认真负责,特别是刘鸿圣教授团队和董素贞教授,在本书的编写过程中给予我们大力支持,使我们深受感动,在此一并表示衷心的感谢!

由于编者水平有限,缺点和错误在所难免,欢迎各位同道不吝赐教,在此我们深表谢意!最后,衷心感谢朱铭教授、夏黎明教授及邵剑波教授在百忙之中不辞辛劳的对本书进行指导和审校。

兰为顺　杨文忠

湖北省妇幼保健院

2022 年 6 月

目　录

第一章

正常胎儿磁共振

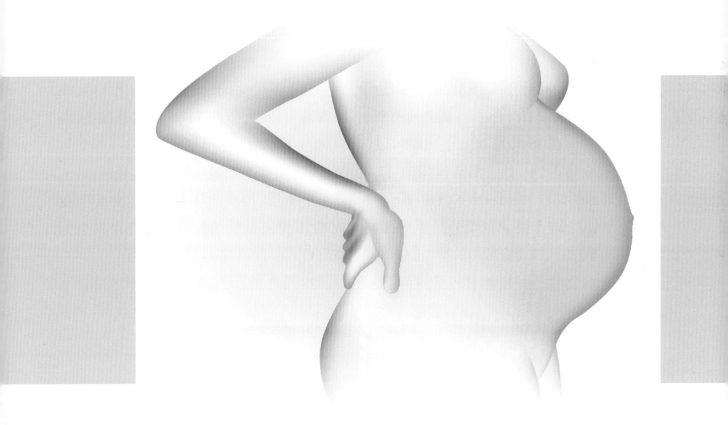

第一节
正常胎儿颅脑磁共振表现

胎儿颅脑在整个孕周持续不断的发展，目前认为MRI是评价胎儿中枢神经系统发育最佳的检查方法[1,2]。因此，首先了解不同孕周的胎儿正常颅脑MR表现显得尤为重要。由于早孕期不建议行胎儿MR检查，且该时期胎儿体积较小，MR所显示的信息量有限，因此，下文主要阐述16周以后胎儿正常颅脑MR表现。

1. 幕上脑皮质发育

在17周之后，大脑在组织学上包含七层组织结构，由内向外分别是侧脑室层、室周层、室下层、中间层、皮质下层、皮质层、边缘层。这七层组织结构会在36周之前不断成熟变化。而在16周时，MRI上肉眼可以区分大脑皮质内、中、外三层结构(图1-1)。最内层和最外层在T1加权和扩散加权上为高信号，在T2WI上显示低信号。中层(主要为皮质下层)由于含有稀疏的神经胶质细胞，在T1WI图像上显示相对较低的信号，在T2WI图像上呈相对的高信号。而组织学上其余的五层结构，包括侧脑室层、室周层、室下层、皮质层、边缘层，很难在MRI上区分[1,3]。

侧脑室层：由于生发区含有较丰富的细胞核，因此在T1WI及DWI上呈高信号，ADC值较低，在T2WI上呈低信号。

脑室下层：额叶该区较厚，可以与其他层结构区分。该区富含生发基质，因此当侧脑室区消失时，可以增加颅内细胞数量。

中间层：位于皮质下层与脑室下层之间。在T1WI上较皮质下层信号稍低，在T2WI上该层结构与脑室下层共同形成低信号带。

皮质下层：由于细胞外基质的作用，该层含水量较高，因此T2WI上信号较高，在T1WI上较皮质层信号更低。DWI上呈低信号。该层在额叶及颞叶持续时间最长。

皮质层：与皮质下层相比，皮质层在T2WI图像上呈低信号，在T1WI序列上为高信号。在DWI序列上呈高信号。

28周之前，大脑的分层结构在MR上

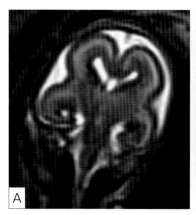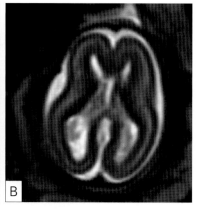

图1-1　19周胎儿颅脑

脑实质可见三层信号，在T2WI上显示外层低信号，中间层高信号，内层低信号，额叶显示较明显。A. 冠状位；B. 横轴位

尚能显示。当皮质下层在 T2WI 上高信号不断降低，T1WI 上低信号不断升高并与中间层信号接近时，将无法分辨两组结构（图 1-2）。信号特性的变化很可能是由于细胞外基质的水分含量增加所致[4]。

2. 正常脑沟回发育

脑沟回的发育与大脑半球的发育几乎同时进行，通过脑沟回的发育能直接反映脑组织的发育情况。

18 周开始，脑表面开始出现皮质回缩，大脑表面仍显平滑；20 周之后，随着大脑皮质的成熟，裂隙和沟变深，脑回逐渐扩大。23 周之前仅能见到宽大的侧裂，23 周以后，大部分胎儿能见到枕旁沟和胼胝体沟。24 周，扣带沟、距状沟可见，26 周中央沟可见，27 周中央前沟、颞上沟可显示，28 周中央后沟可显示。至 34 周，所有沟回均可显示（图 1-3，图 1-4，图 1-5，图 1-6）。因此，评价脑沟回的发育情况最好在孕 28 周以后[1,3,5]。

3. 颞叶发育

在 T2WI 序列上，海马是沿着颞叶内侧表面的低信号结构，毗邻海马沟。海马体有一个厚的边缘区域，该区域在尸检图像上显示为 T2WI 高信号和 T1WI 低信号。

颅脑冠状位 T2WI 图像可以更好地显示胎儿海马发育的过程。在 18 周，海马呈 "S 形" 外观，T2WI 显示低信号。约 20 周，海马沟内侧边界融合。过程可能不完整，并留下残余囊肿。在 20 周海马是垂直方向的，到 24 周以后逐渐呈水平方向。随后，海马体的厚度和体积逐渐增加。由于胶质细胞、内皮细胞和神经元细胞增多，在轴位 T1WI 序列上，海马体呈高信号。

24 周之后，颞上沟的出现标志着颞叶开始旋转，在 25 周时，颞上回后部发育。到 32~34 周，颞叶旋转已完成。到 34 周，所有初级沟均可见。

4. 白质发育

内囊相对于基底核，在 T2WI 图像上呈高信号，在 T1WI 图像上呈低信号。在 28 周以后的早产新生儿以及 30 周的胎儿颅脑 MRI 上显示，内囊后肢呈 T2WI 低信号，T1WI 高信号。早在 22 周就能在 DWI 上见到内囊后肢高信号。

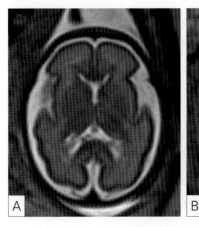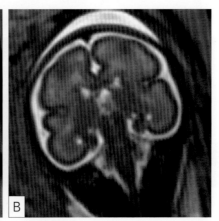

图 1-2　29 周胎儿颅脑

A、B. 轴位、冠状位示 29 周胎儿颅脑分层结构显示不清

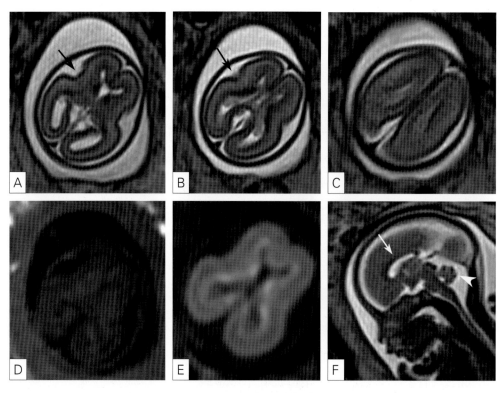

图 1-3　21 周胎儿颅脑

A～D. 轴位 MR 图像。A～C 为 T2WI 轴位显示脑表面平滑,仅能见到宽大的侧裂(黑色箭),大脑半球分层结构仍可见,T2WI 上内外层呈低信号,中间层呈高信号。E. 轴位 DWI 显示内层在 DWI 上呈高信号。F. 矢状位 T2WI 显示胼胝体(白色箭)可见,小脑结构基本可见,小脑蚓部叶状结构隐约可见(箭头)

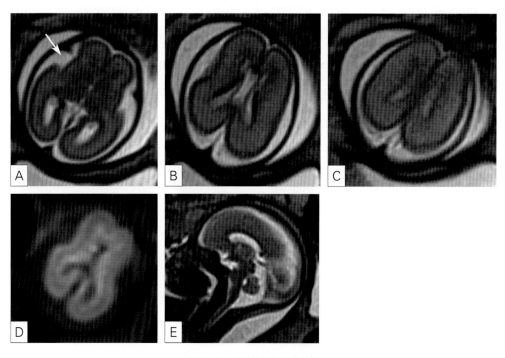

图 1-4　24 周胎儿颅脑

A～C. 轴位 T2WI 显示脑表面仍显平滑,可见到宽大的侧裂(箭),距状沟隐约可见;大脑半球分层结构略显模糊。D. 轴位 DWI 显示内层在 DWI 上呈高信号。E. 矢状位 T2WI 显示胼胝体可见,小脑结构基本可见,小脑蚓部叶状结构隐约可见

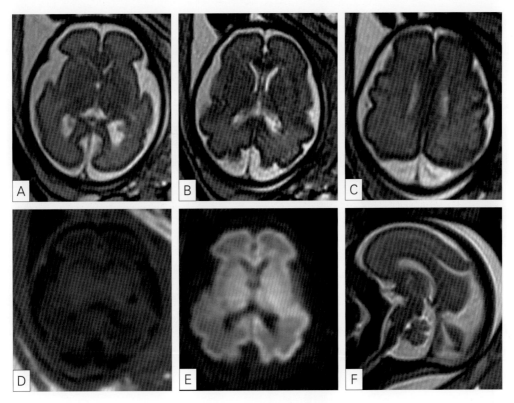

图 1-5　28 周胎儿颅脑

A~E. 轴位 MR 图像（其中 A~C. T2WI。D. T1WI。E. DWI）显示侧裂仍显宽大，中央沟、中央前沟、中央后沟、扣带沟、额上沟可见。F. T2WI 矢状位显示小脑蚓部结构显示更为清晰

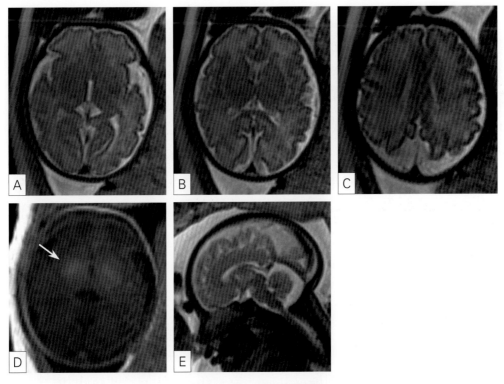

图 1-6　34 周胎儿颅脑

A~C. T2WI 轴位。D. 轴位 T1WI 上基底核区高信号（箭）可见。E. T2WI 矢状位显示几乎所有脑沟回可见，并进一步发育成熟，灰白质信号差异逐渐显现

5. 胼胝体发育

胼胝体由前向后发育生长,依次形成膝部、体部、压部、嘴部。18~19周胼胝体压部显示较突出,20周时胼胝体整体形成。

6. 脑室系统

18周侧脑室显得较宽大,随着妊娠的进展,皮质逐渐增厚,侧脑室宽径自15周至35周几乎不变。

7. 深部灰质核团发育

在妊娠早期,在T2WI序列上较白质信号接近或略低。在28周之后,深部灰质核团较内囊信号在T1WI序列上更高,在T2WI图像上更低。DWI上基底核区和丘脑的信号随着胎龄的增加而逐渐升高。此外,16周以后,T2WI上能看到垂体柄,T1WI可检测到脑垂体,检出率和大小随着妊娠年龄的增加而增加。

8. 小脑发育

12~13周,小脑后外侧裂最先出现,15~16周,锥前裂、小脑前顶裂、中央前裂可见。21周水平裂可见。小脑蚓部在第8周末小脑半球融合时开始发育。小脑蚓部的叶状结构在14周开始发育。小脑半球发育比小脑蚓部快,约22周发育成熟。

由于小脑体积较小,因此早期,其内的结构在磁共振上显示较差。胎儿小脑的细胞密度较高,因此在T2WI上呈低信号,T1WI上呈高信号,DWI上呈高信号。中央区深部灰质核团呈T1高信号,T2低信号,周围呈T2高信号。在21周矢状位图像上显示最清晰。

小脑蚓部在20周包绕第四脑室,在正中矢状位T2WI图像上评估小脑蚓部最好。原裂在20~21周开始出现,正中矢状位图像上至25~26周才能看到。小脑叶远端在

T2WI图像上呈局部低信号,这可能是由于周围浦肯野细胞密度较高所致。小脑蚓部的小叶结构在24周能显示,小脑半球的小叶结构在30周才能显示。小脑绒球小结叶在30~31周时在T2WI上呈低信号。

9. 中脑发育

下丘脑最早在16周时可显示为T2WI低信号,多数到20周时才可显示。中脑背侧至34周时显示为T1高信号T2低信号。中脑髓鞘开始于20~24周之间。到28周,小脑下脚和小脑上脚在T2WI图像上表现为低信号结构。在DWI序列上呈高信号。

10. 脑桥发育

在24周后,脑桥的背侧部分在T2WI上低信号,在T1WI图像上高信号。腹侧部分维持T2WI的高信号和T1WI图像的低信号直到出生。DWI上脑桥呈均匀高信号[6,7,8]。

第二节
正常胎儿胸部磁共振表现

胎儿胸部MR图像可以显示胎儿气管、主支气管、双肺及膈肌的发育情况。胎儿的气管及双侧主支气管由于含有羊水,因此在T2WI序列上可以清晰地显示,但也是建立在薄层图像的基础上评估。胎儿肺部发育主要在24周之前,在22和23周时,胎儿肺在T2WI上的信号强度最低,原因可能是此时肺液量较少,而肺间质富含高蛋白及脂质所导致。在24~31周之间,肺的信号强度在T2WI上呈线性升高(图1-7)。而T1WI上显示胎儿肺的信号随胎龄的增大而逐渐减低[9,10]。胎

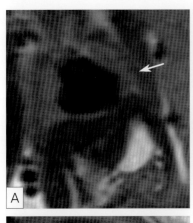
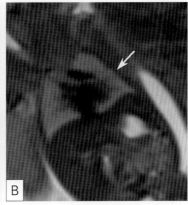
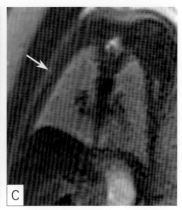
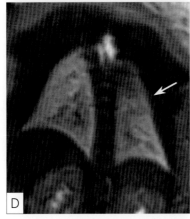

图 1-7　胎儿胸部

A-D. 分别为 19 周、24 周、27 周、34 周胎儿肺(箭),随着胎龄的增大,胎儿双肺信号逐渐升高

儿膈肌是胸腔与腹腔之间向上隆起的薄层结构,周围由平滑肌构成,中央为腱膜[11]。在胎儿冠状位及矢状位图像上易于观察,表现为一线状 T2WI 稍低信号结构。胎儿食管几乎在 MR 上不能显示,除非扫描时正好捕捉到胎儿吞咽的一瞬间。有时食管闭锁的胎儿能在梗阻水平上方看到囊状扩张的食管征象。

第三节
正常胎儿腹部磁共振表现

一、腹腔实质性脏器

1. 肝脏

由于胎儿期肝左右叶供血来源不一致,导致肝左叶从 20 周至 39 周较肝右叶稍大,或基本对称。肝实质在 T1WI 上呈稍高信号,T2WI 上呈低信号。随着孕龄的增大,肝脏在 T2WI 上信号逐渐减低。肝内血管结构在亮血序列(平衡稳态进动序列)中表现为高信号,在黑血序列(单次激发快速自旋回波)中表现为低信号。肝内胆管结构不能显示[5,12]。(图 1-8)

2. 脾脏

与肝脏相比,脾脏信号在 T2WI 上稍高,T1WI 上稍低(图 1-8)。

3. 胰腺

胰腺体积较小,胎儿期显示欠清,当十二指肠环充盈羊水时能显示胰头轮廓。

4. 肾脏

肾实质呈中等信号强度,DWI 上呈高信号,肾脏集合系统由于含有尿液,T2WI 上呈高信号。正常胎儿双侧输尿管不显示。(图 1-9)

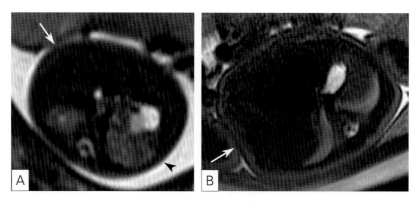

图 1-8　胎儿腹部

A、B. 分别为 24 周、34 周胎儿肝脏,随着胎龄的增大,胎儿肝脏信号逐渐降低(箭),脾脏信号(箭头)比肝脏信号稍高

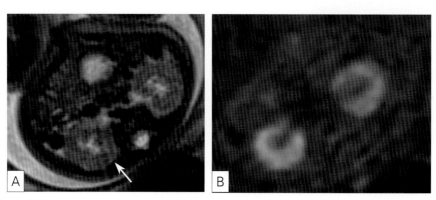

图 1-9　胎儿腹部

A. 30 周胎儿肾脏在 T2WI 上呈稍高信号(箭),轮廓清晰。B. 在 DWI 上呈明显高信号

5. 肾上腺

位于肾脏上方膈下的腺体结构,形态多变,多呈"人"型。胎儿期肾上腺体积较大,主要以肾上腺皮质为主,早孕期肾上腺皮质占总腺体约 99%,随着胎龄的增加,肾上腺髓质比例逐渐升高,至晚孕期达 36%。T2WI 信号较肾脏结构略低,T1WI 上与肝脏信号接近[5,12]。(图 1-10)

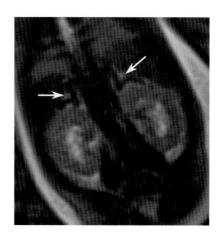

图 1-10　32 周胎儿腹部

32 周胎儿双侧肾上腺呈"人"型(箭),位于肾脏上方,信号较肾脏略低

二、腹腔空腔脏器

1. 胆囊

约 18 周以后,胆囊即可清晰显示。表现为在胆囊窝区富含液体的囊袋样结构。

2. 胃及十二指肠

胎儿自 9~10 周就可吞咽羊水[12],因胃肠道内充填羊水这种天然对比介质,在 MR 上能清晰显示胃及十二指肠的结构,在 T2WI 上呈高信号,在 T1WI 上呈低信号。(图 1-11)

3. 小肠

孕 24~25 周之前,除十二指肠外,小肠基本不充盈液体。随着孕龄的增加,小肠内羊水量逐渐增多,在 T2WI 上的信号逐渐增高,小肠逐渐增宽。中孕期,小肠在 T2WI 上呈高信号,T1WI 上呈中等信号,与肝脏信号接近;32 周以前,小肠远端 50% 以上在 T1WI 和 T2WI 上均为高信号。在 33 周后通常为 T2WI 高信号,T1WI 低信号;空

肠管径从 24 周的 2~3mm 增加到 35 周的 5~7mm[13,14]。(图 1-12,图 1-13)

4. 结肠、直肠

由于胎粪中含有大量蛋白质及顺磁性矿物(铁、铜、锰)等,因此在 T1WI 上,结、直肠显示为 T1WI 高信号,T2WI 低信号。结肠的不同节段可能表现出不同的 T1 加权信号强度,当胎粪在回肠中聚集,自 19 周在胎儿直肠首先填充,在 T1WI 矢状位图像上可看到膀胱和骶骨之间的 T1 加权高信号柱。随后结肠全程可显示 T1WI 高信号。在孕 24 周时结肠直径约为 4~8mm,35 周时为 9~14mm,足月时达 18mm。直肠在孕 21 周时直径约 4~5mm,至足月时可达 12mm[13,14]。(图 1-12,图 1-13)

5. 膀胱

盆腔内囊袋样结构,大小不定,膀胱壁呈等信号改变,膀胱内充盈尿液而在 T2WI 上呈高信号。

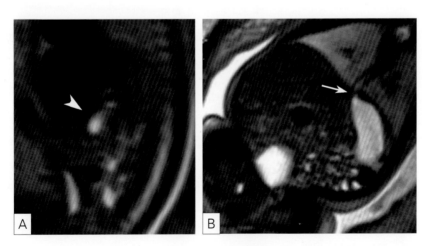

图 1-11　胎儿腹部

A. 24 周,T2WI-SAG 示胆囊(箭头)。B. 32 周示胃及下段食管(箭)瞬时显示

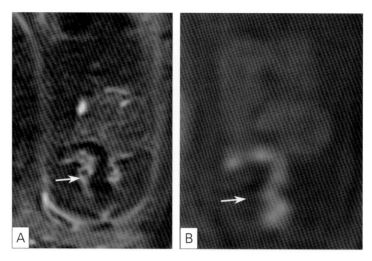

图 1-12　胎儿腹部

A. 24 周胎儿结直肠在 T2WI 上呈低信号（箭）。B. 在 T1WI 上呈高信号（箭）

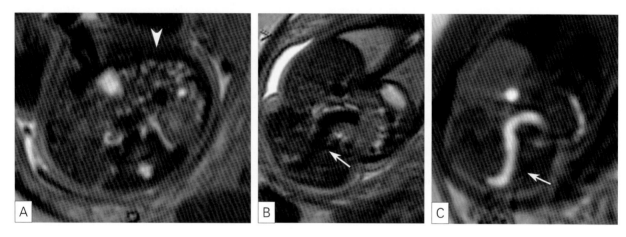

图 1-13　胎儿腹部

A、B. 32 周胎儿小肠在 T2WI 上呈小点状高信号（箭头），结直肠呈低信号（箭）。C. 在 T1WI 上结直肠呈高信号（箭）

（湖北省妇幼保健院　刘　芳　兰为顺）

参 考 文 献

[1] 官臻,王建华,牛勃.细胞凋亡与神经管发育[J].
国际儿科学杂志,2011;38(4):407-409.

[2] 朱铭.胎儿磁共振-磁共振检查的新领域[J].
磁共振成像,2011;2:7-12.

[3] Hansen P,Ballesteros MC,Soila,K,et al. MR
imaging of the developing human brain [J].
Radiographics,1993;13:21-36.

[4] 邹仲之,李继承.组织学与胚胎学[M].8 版.北
京:人民卫生出版社,2013:242-371.

[5] 陈丽英,蔡爱露.胎儿影像诊断学[M].北京:人
民卫生出版社,2014:122-202.

[6] Levine D. MR imaging of fetal central nervous
system abnormalities[J]. Brain Cogn,2002;50(3):
432-448.

[7] Levine D,Barnes PD,Robertson RR,et al. Fast MR
imaging of fetal central nervous system abnormalities
[J]. Radiology,2003;229(1):51-61.

[8] Chi JG,Dooling EC,Gilles FH. Gyral development

of the human brain [J]. Ann Neurol, 1977; 1(1): 86-93.

[9] Rypens F, Metens T, Rocourt N, et al. Fetal lung volume: estimation at MR imaging-initial results [J]. Radiology, 2001; 219(1): 236-241.

[10] Coakley FV, Lopoo JB, Lu Y, et al. Normal and hypoplastic fetal lungs: volumetric assessment with prenatal single-shot rapid acquisition with relaxation enhancement MR imaging [J]. Radiology, 2000; 216(1): 107-111.

[11] 孙国强. 实用儿科放射诊断学 [M]. 北京: 人民军医出版社, 2011: 1005-1007.

[12] 刘鸿圣. 胎儿磁共振影像诊断学 [M]. 北京: 人民卫生出版社, 2018: 29-170.

[13] Kline-Fath BM, Bulas DI, Bahado-Singh R. Fetal imaging [M]. New York: Wolters kluwer, 2015: 23-803.

[14] Deborah Levine. Altlas of fetal MRI [M]. New York: Taylor & Francis Group, 2005: 35-231.

第二章

神经系统

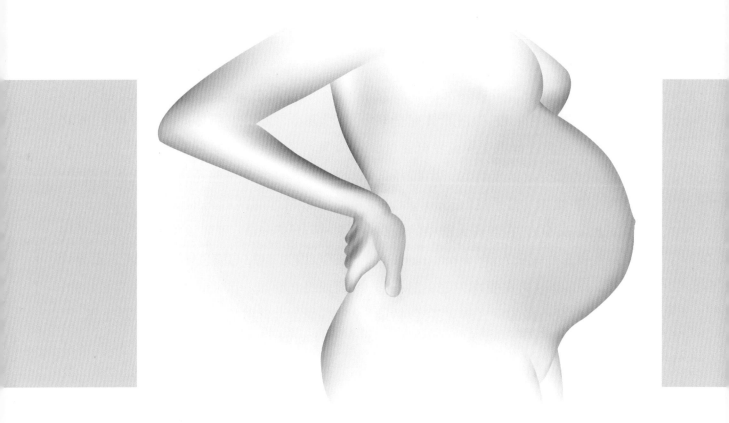

第一节
脑先天发育畸形

一、胼胝体发育不良

【临床病史】孕妇，28 岁，妊娠 25^{+1} 周。

【产前检查】B 超：胎儿双侧侧脑室增宽、形态改变，考虑胼胝体缺失。

【影像解析】胼胝体是随着原始终末板的形成而始于胎儿生命的第 5 周，终末板增厚形成连合板；神经胶质细胞联合形成桥状结构，并引导胼胝体纤维跨过大脑纵裂到达对侧大脑半球。在妊娠 17 周时成熟，2 岁到达成人形态，形成顺序为膝部、体部、压部及嘴部。当出现原发性胚胎发育异常时，终板发育失败，致胼胝体完全缺如；当胼胝体发育过程中受损或发育紊乱，胼胝体表现为部分缺如或细小。嘴部、压部最常受累。胼胝体发育不良（agenesis of the corpus callosum，ACC）在普通人群中的发病率 <1%，在发育性残疾人群（developmentally disabled population）的发病率为 2%~3%[1]。引起胼胝体发育不良的病因非常多，包括染色体异常、遗传综合征、感染、血管源性病变、先天性代谢缺陷等原因，但仍有一半以上的病例找不到明确病因。ACC 可单独存在（30%），但常与其他畸形和遗传学综合征合并存在（50%~70%）[2]。常见伴发畸形有：神经元移行障碍、大脑纵裂囊肿和脂肪瘤（胼胝体脂肪瘤）、Chiari 畸形、Dandy-Walker 畸形、前脑无裂畸形和橄榄 - 脑桥 - 小脑萎缩[3,4]。在孕早期，第 11~14 周的早期超声检查就可以提示胼胝体发育不良的存在，比

如矢状面上大脑前动脉分支在胼胝体的正常解剖结构之后向后弯曲。然而，一般要到中孕期进行胎儿 MRI 检查明确。MRI 是显示胎儿胼胝体发育不良的最佳方式，具有很高的诊断特异性和敏感性。胼胝体发育不良 MRI 表现直接征象：胎儿 MRI 能在轴位、冠状位及矢状位上清晰显示胼胝体各部分形态，当出现胼胝体部分或完全缺失时即可诊断（图 2-1）。间接征象：①第三脑室扩张、向上移位，部分与大脑纵裂池相通或与大脑纵裂池伴发的囊肿相通；②双侧侧脑室间距增宽，在横轴位上呈平行排列，双侧额角变小而直立，呈"牛角征"；双侧侧脑室体、后部局部增宽呈"泪滴"状；③透明隔缺如；④正中矢状位显示脑回呈"日光放射"状改变；⑤大脑前动脉在胼胝体周围走行异常；⑥穹隆发育不良、海马发育不良[5,6]。MRI 也可以用来确认其他一些超声可能无法发现的、但可影响远期预后的细微脑部异常[7]。产前一旦诊断 ACC，则应该关注胎儿的染色体核型，因为 ACC 与染色体异常相关。部分可建议终止妊娠。孤立的 ACC 无须外科治疗；一些新生儿针对脑室扩张可能需要处理。

【鉴别诊断】胼胝体发育不良需要注意与其他脑室扩张的病变相鉴别。

高质量的 MR 图像能清晰显示胼胝体情况，一般不难鉴别两者。另外，伴发的脂肪瘤要注意与出血鉴别。胼胝体发育不良的预后差异很大，主要取决于伴发的脑部畸形和综合征的严重程度，如 Aicardi 综合征。

二、视隔发育不良

【临床病史】孕妇，31 岁，妊娠 26 周。

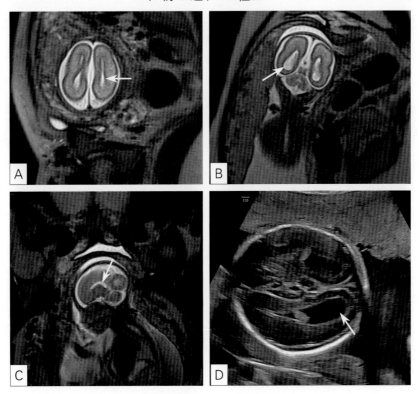

产前 B 超、MRI 检查

图 2-1　胎儿胼胝体发育不良孕 25^{+1} 周

A-C.胎儿 MRI 轴位、冠状位及矢状位图。A. 箭示胎儿双侧侧脑室体部分离,平行排列,后角增宽。B. 图示后角增宽呈 "泪滴征"。C. 图示胼胝体未见显示。D.超声图,胎儿双侧侧脑室前角窄、后角宽,左右侧脑室三角区分别宽约 1.33cm、1.16cm;透明隔显示不清;考虑胼胝体缺失

【产前检查】B 超:胎儿双侧侧脑室前角融合,透明隔显示不清。

【影像解析】视隔发育不良（septo-optic dysplasia,SOD），也称为 De morsier 综合征,是一种脑中线结构发育畸形。表现为完全或部分透明隔缺如和视神经发育不全,其中 2/3 合并有下丘脑垂体功能异常。发病率 1/50 000,无明显性别差异[7]。妊娠期糖尿病、药物和酒精滥用及巨细胞病毒感染等均为其危险因素。另外,孕妇年龄较小,特别是未成年母亲生出的婴儿发生 SOD 的概率较高[8]。常见的危险因素是孕期巨细胞病毒感染、毒品和酗酒、妊娠糖尿病以及孕期接受的一些药物治疗如奎尼丁、抗癫痫药等[9]。本病散发为主,罕见有常染色体隐性遗传或家族性病例报道。透明隔也由终板结构发育而来,以胼胝体前上部以及穹隆的后下部为界。妊娠 4~6 周是透明隔膜与大脑联合发生的关键时期,同时这一时期也是视神经囊泡和视网膜神经节细胞发生的关键时期,此时胚胎损伤,可造成 SOD 和视神经发育不良。另外,当出现漏斗部的损伤,引起垂体缺血性损伤的时候还会发生垂体病变,如神经垂体异位[10,11]。MRI 是 SOD 检查的较好方式。表现为侧脑室在中线处融合,呈方形或蝙蝠翼样外观,胼胝体通常

存在(图2-2)。视神经和视交叉由于受胎儿MRI层厚等扫描因素影响,很难直接显示、测量发育不良的异常改变。但是对于视神经严重发育不良的患者,可观察到第三脑室前隐窝球样扩张。合并有下丘脑垂体功能异常的病例,胎儿期MRI可能表现出垂体异常,如垂体柄阻断综合征。50%的病例可以合并脑裂畸形,其次是灰质异位,少数可并发胼胝体发育不良/缺失、菱脑融合畸形、中脑导水管狭窄等[12,13]。SOD胎儿的预后与内分泌和神经功能障碍的程度密切相关。仅仅表现为透明隔缺如的病例是少见的,因此需要密切随访神经内分泌相关功能,部分SOD胎儿可能需要终止怀孕。大部分病例为散发,一般对下一胎不产生影响。

三、前脑无裂畸形

【临床病史】孕妇,22岁,妊娠25^{+2}周。

【产前检查】B超:胎儿双侧侧脑室前角融合,透明隔显示不清,前脑融合,考虑全前脑可能。

【影像解析】前脑无裂畸形(holoprosencephaly,HPE)是胚胎期前脑在向双侧大脑半球分化过程受阻后形成的一种脑部畸形。这种畸形可以是轻微的,也可以是致死性的。大多数诊断为HPE的患儿,畸形都非常严重,婴儿多在出生前死亡。除了脑部改变外,HPE还会引起面部发育畸形,可能会影响眼睛、鼻子和上唇等器官和功能。HPE是人类最常见的中枢神经系统缺陷,发生率为1/250。但是,由于只有3%的HPE胎儿能存活到分娩,发病率降至1/20 000~1/10 000[14]。此病女性多见。一般认为此病与遗传、环境等多因素有关,部分研究提示母亲患有糖尿病、酗酒与此病有关[15]。在妊娠第6周开始,前脑的间脑部分向两侧分化出端脑,如此时受到基因或环境等因素的影响引起分化停滞,从而导致双侧大脑半球部分或完全融合。DeMeyer将本病分成无脑叶型、半脑叶型和脑叶型。在三种典型形式中,无脑叶型是最常见的类型,发生率在40%~75%,其次是半脑叶型[16]。

产前MRI检查

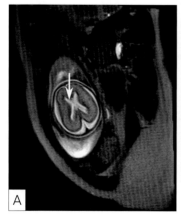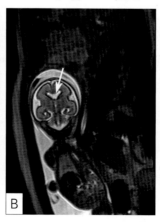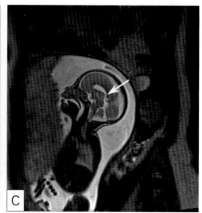

图2-2 孕26周胎儿视隔发育不良

A-C. 分别为胎儿MRI头部轴位、冠状位、矢状位图。箭示胎儿双侧侧脑室前角融合,透明隔缺如,胼胝体可见

常见相关中线结构异常包括下丘脑、基底核、背侧丘脑融合，未分离的深部灰质结构、胼胝体缺如或发育不良、透明隔缺如以及嗅球和视觉通路的缺如或发育不良[17]。孕10周经腹或经阴道超声就可以确诊严重的HPE，需要进行脑部冠状位和轴位观察以明确大脑半球、丘脑是否融合以及半球间裂是否缺乏等情况。面部异常可能有助于HPE的诊断，三维/四维超声成像对于进一步描述这些异常非常有帮助，并且有助于家长对异常的理解。然而超声对于HPE的产前诊断检出率偏倚较大，为22%~71%，对操作者依赖度较高[18]。目前，MRI仍然是确诊HPE的最佳手段。无脑叶型HPE是双侧大脑半球完全分离失败的结果，影像上可以显示以下改变：①双侧大脑半球融合，中线结构缺失，如胼胝体、第三脑室、嗅束、嗅球、穹隆、半球间裂及大脑镰（图2-3）；②丘脑通常

融合，且双侧侧脑室融合成一个脑室；③大脑前、大脑中动脉走行异常，常常被颈内和基底动脉的异常分支替代；④新出现的背侧囊肿；⑤颜面部结构异常。面部畸形最常见于无脑叶型HPE，而最严重的是单眼畸形，还包括双眼间距过短和唇腭裂等；⑥前脑无裂畸形，尤其是无脑叶型，由于胎儿吞咽功能受损，羊水过多的发生率很高[19]。

半脑叶型HPE为包括丘脑在内的大脑前部结构的融合，但大脑半球后部和后部侧脑室分离。影像上通常有以下改变：①融合的单一脑室，但是存在部分发育的侧脑室枕角和颞角，透明隔仍缺如；②前部缺如的大脑镰和半球间裂，部分或完全融合的丘脑；③嗅球及嗅束缺如；④海马及胼胝体发育不良；⑤背侧囊肿可能存在，但体积明显较无脑叶型小；⑥可能存在轻微的面部畸形和唇-腭裂。

产前 B 超、MRI 检查

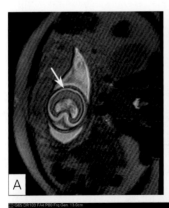
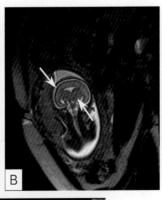
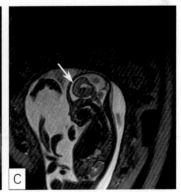

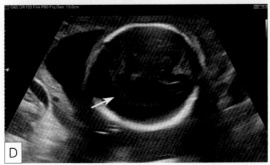

图 2-3 胎儿前脑无裂畸形，孕 25^{+2} 周
A-C. 分别为胎儿头颅 MRI 轴位、冠状位、矢状位图像。箭示胎儿前脑完全融合，双侧侧脑室融合为单一脑室，冠状位示双侧丘脑融合。D. 超声图，胎儿双侧侧脑室融合为单一脑室，前脑融合，考虑前脑无裂畸形

脑叶型 HP 是前脑无裂畸形改变最轻的一种类型,双侧大脑半球前部分离更趋完善。在影像上有以下改变:①透明隔缺如导致双侧侧脑室额角融合,并与第三脑室直接相通;②丘脑完全分开或仅少部分融合,穹隆前部部分融合;③胼胝体正常或发育不全;④大脑前动脉可正常走行于初步形成的双侧大脑半球间裂;也可表现为位置前移,直接位于额骨内板下方;⑤大脑镰已形成。从胚胎发育的角度看,前脑无裂畸形从无脑叶型到脑叶型是一个连续的畸形变化过程,因此部分处于交界状态的病例在界定具体是哪一种类型时会有一定困难。另外值得一提的是,部分专家认为视隔发育不良是比脑叶型 HPE 更轻的一种前脑无裂畸形[20]。HPE 除了本身的改变外,往往还会并发其他畸形。51%~55% 的 HPE 存在多发的先天性缺陷。它通常与中枢神经系统、心脏、骨骼和胃肠道的异常有关。在中枢神经系统中,HPE 与神经管缺陷和后颅窝畸形相关,如并发菱脑畸形。据文献报告,24% 的 HPE 病例可存在泌尿生殖系统畸形,8% 存在脊柱侧弯,5% 存在椎体异常,4% 存在肢体畸形,4% 存在大动脉转位。HPE 胎儿在头 3 个月的自然流产率高达 40%。合并面部严重畸形的病例 1 年以上存活率仅为 2%。HPE 预后主要与其类型明显相关。无脑叶型常造成流产、死产,或生后不超过 1 岁即死亡。半脑叶型生后常表现为头小、精神呆滞、脑瘫等。脑叶型和视隔发育不良可活至成年,常表现出各种精神运动症状如运动迟缓、智力低下、癫痫发作等。其他还包括视力障碍、视盘发育不良、下丘脑垂体功能障

碍、侏儒等。生前诊断为严重的 HPE 时应选择终止妊娠;而生后的 HPE 无根治办法,主要为对症治疗。

(湖北省妇幼保健院 谢辉 兰为顺)

四、神经元移行障碍

1. 光滑脑(巨脑回畸形与无脑回畸形)

【临床病史】孕妇 1,40 岁,孕 2 产 1,超声孕周约 28 周(图 2-4)。

【产前检查】B 超:左侧脑室轻度增宽;心腔内见强光斑。

【临床病史】孕妇 2,33 岁,孕 1 产 0,妊娠 38.5 周。

【产前检查】B 超:双侧脑室增宽,透明隔显示不清。

【影像解析】胎儿时期脑沟、脑回的发育有其特定的时间规律。一般认为,孕 23~25 周时,大脑表面部分沟回均已开始发育,孕 32~33 周,出现第二、三级脑沟,此时胎儿脑沟回已基本发育完全。神经元移行异常是在脑发育过程中,由于各种因素使成神经细胞从胚胎生发基质向大脑表面移行过程中受阻,导致的先天性脑发育畸形。近来研究发现特定的遗传基因突变是此病的重要原因,位于 17p13.3 染色体上的 *LIS1* 基因的突变是导致人类光滑脑最常见的原因[21]。巨脑回畸形(pachygyria)可视为较轻的无脑回畸形,MRI 表现为脑回粗大、稀疏,脑沟变浅。许多病例同时存在无脑回 - 巨脑回畸形,常见顶枕叶无脑回畸形,额颞叶巨脑回畸形,两者都有皮质增厚,白质减少,灰白质交界消失,可合并脑干发育不良、灰质异位及胼胝体发育不良等。无脑回畸

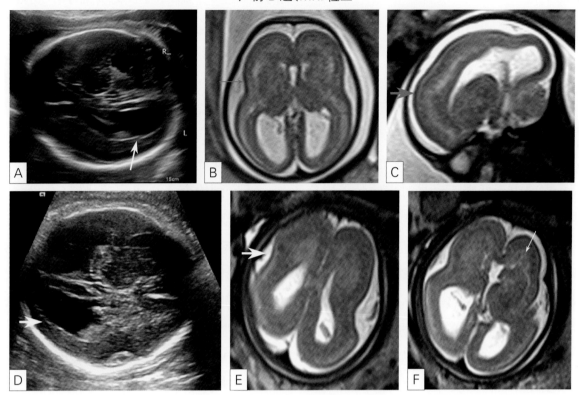

图 2-4　光滑脑

A. 超声图:左侧脑室轻度增宽,宽径约 11.5mm(箭)。B. 轴位图。C. 矢状位。大脑半球呈"8"字,正常的脑回脑
沟消失,脑皮质增厚(B,细箭),脑沟裂减少;皮质下脑白质呈年轮状高信号(C,粗箭);符合平滑脑。D. 超声图,显
示双侧侧脑室增宽(粗箭)。E、F. 磁共振图:MRI 表现为脑表面平坦光滑(E,粗箭),缺少脑沟;脑皮质增厚,白质内
见年轮状高信号,脑室扩张(F,细箭);诊断光滑脑

形(agyria)是神经元移行障碍之中最严重
的一种。无脑回 - 巨脑回畸形,在组织结构
上显示为典型的 4 层皮质结构,即分子层、
外细胞层、细胞疏松层和内细胞层,以枕叶
皮质最为明显,取代了正常脑皮质的 6 层结
构;临床上早期常表现为智力低下,肌张力
低下,癫痫。光滑脑与癫痫发作关系密切,
是顽固性癫痫的重要原因之一。Fong KW
等人提出无脑回畸形最常见的超声表现是
脑室扩张。Sonigo 等人在 20 例神经元异常
病例中发现 MRI 可诊断 80% 的光滑脑[22]。
目前胎儿 MRI 已被证实为产前诊断神经元
移行疾病的最有效检查方式。无脑回畸形

表现为脑表面平坦光滑,缺少脑沟,MRI 表
现为皮质增厚,白质变薄,侧裂垂直,常伴其
他畸形。

【鉴别诊断】胎儿巨脑回畸形需要与
胎儿脑发育落后鉴别。后者是与妊娠周数
有关的脑发育未完全成熟;一般不伴有皮质
增厚及白质变薄,出生后随着月龄增长可
逐步达到正常。多微小脑回畸形的 MRI 表
现与巨脑回畸形也有类似,都是皮质增厚,
但多微小脑回比巨脑回畸形皮质稍薄,脑
沟浅,下方有白质发育不良。无脑回 - 巨脑
回畸形之间,只是严重程度不同,可以同时
发生;巨脑回畸形可视为较轻型的无脑回

畸形。

2. 多小脑回畸形

【临床病史】 孕妇,29岁,孕1产0,临床孕周约30周。

【产前检查】 B超:双侧脑室增宽。

【影像解析】 多小脑回畸形(polymicrogyria,PMG)是神经元移行异常的一种常见类型,主要由于妊娠5个月时皮质分子层分离障碍所致,大体病理改变以脑回增多,脑沟变浅,皮质增厚为其特点,又称为多小脑回畸形,临床上患者常有癫痫、不同程度的精神、运动及智力障碍。Leventer等人根据在MRI图像上病变在大脑的分布,将PMG分为5型,外侧裂周围型,弥漫型,合并侧脑室周围结节状灰质异位型,额叶型,矢状窦旁顶枕叶型;其中以外侧裂周围型最多见[23]。脑皮质表面有多处细小浅凹,其下面的脑白质减少,皮质轻度增厚、表面不规则,见图2-5,相邻脑外间隙增宽,灰白质交界不规则。

【鉴别诊断】 多小脑回畸形的MRI表现与巨脑回畸形类似,都可有皮质增厚,脑

沟浅,但多小脑回畸形皮质细小不规则,皮质下方伴发白质发育不良、胶质增生;多小脑回畸形相对局限,以外侧裂周围及顶枕叶好发。

3. 脑裂畸形

【临床病史】 孕妇,25岁,孕1产0,临床孕周24周。

【产前检查】 B超:左侧脑室增宽,右侧脑室不规则扩张,右侧颞叶片状无回声与右侧侧脑室相通(图2-6A)。

【影像解析】 脑裂畸形是胎儿大脑的裂畸形,特点是以灰质为侧壁的线样裂隙从侧脑室表面横贯大脑半球直达脑表面[24]。MRI表现为大脑半球表面单侧或双侧的裂隙,从大脑表面延伸到室管膜下区。脑裂畸形是脑实质内的异常裂隙,裂隙一端通向脑室,另一端通向蛛网膜下腔,裂隙两侧壁均为异位灰质(图2-6)。根据融合程度可分为闭唇型和开唇型。裂隙两端脑室边缘及脑表面的改变也是脑裂畸形一种影像特征,开唇型脑裂畸形,在脑室外侧壁呈一局限性突起,并与裂隙相连;闭唇型除见

产前B超、MRI检查

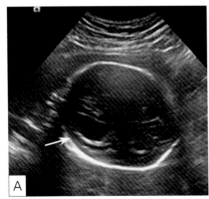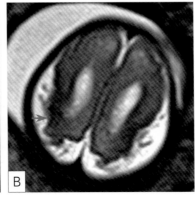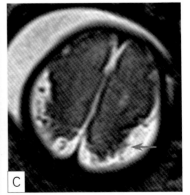

图2-5 30周胎儿多小脑回畸形

A.超声显示双侧脑室轻度增宽。B、C.双侧顶枕叶脑回增多(B,短箭),脑回细小而浅呈锯齿状(C,长箭),脑沟浅

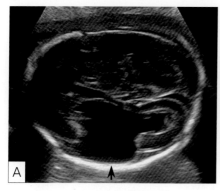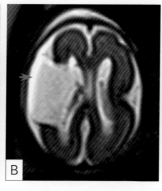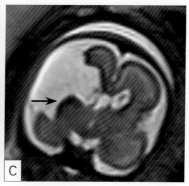

图 2-6 孕 24 周胎儿脑裂畸形

A. 产前超声:左侧脑室增宽,右侧脑室不规则扩张,右侧颞叶不规则无回声与右侧侧脑室相通(A,短箭)。B. 磁共振横轴位。C. 冠状位。右侧颞顶叶见一片状脑脊液信号(B,短箭),自侧脑室旁横贯右侧大脑半球,内侧衬以灰质信号(C,长箭)

突起外,约半数表现为突向脑室腔的异位灰质块。

【鉴别诊断】需与脑穿通畸形相鉴别;脑裂畸形,为神经元移行障碍引起脑沟形成障碍;一般横贯大脑半球,形成的裂隙内侧衬以灰质成分是其特点。后者是一种脑部破坏性疾病,多数发生于晚孕期胎儿宫内脑损伤后所致,形成的裂隙或缺损区内衬是神经胶质或白质而不是异位灰质。

4. 灰质异位

【临床病史】孕妇,24 岁,孕 1 产 0,临床孕周 24 周。

【产前检查】超声:示右侧脑室增宽。

【影像解析】灰质异位是神经元移行障碍中最常见的一种,起因是神经元无法从室管膜层正常移行或移行不完全,并在异位区出现神经元结节。灰质异位可单独发生,也可合并其他中枢神经系统畸形。灰质异位的 MRI 表现为结节状或片状灰质信号出现在异常区域,如皮质下、白质内、室管膜下,也可为弥漫性,见图 2-7。最严重的

一种片状灰质异位,也称"双皮质",在矢状位图像上可见到贯穿半球的皮质下带状异位灰质信号,与皮质之间有一薄层白质相隔[25]。灰质异位也可伴有无脑回畸形、巨脑回畸形、脑室扩大和白质内局限性长 T2 信号等。

【鉴别诊断】室管膜下结节状灰质异位,需注意与结节性硬化相鉴别。前者是正常的灰质成分异位至室管膜下,后者是室管膜下形成的斑痣性错构瘤。皮质下局灶型灰质异位较多见,要与局限性皮质发育不良鉴别。皮质下带状型,也称"双皮质",是一种少见的严重的弥漫性灰质异位,表现为在大脑皮质下方白质内一边缘光滑的弧线形灰质带,形成双皮质状改变[26];注意与平滑脑的白质内异常改变鉴别。

(湖北省妇幼保健院 余旭东)

五、结节性硬化

【临床病史】孕妇 1,25 岁,孕 24 周;产前超声提示心脏横纹肌瘤。

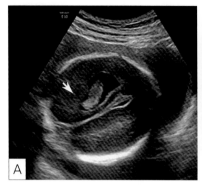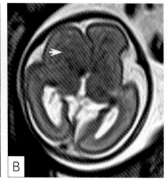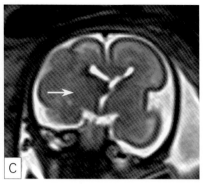

图 2-7　24 周胎儿脑灰质异位

A. 超声示右侧脑室增宽,右侧脑额叶增厚(短箭)。B. 横轴位。C. 冠状位。右侧额颞叶体积小,局部脑实质增厚(B,短箭);内见块状 T2WI 偏低信号(C,长箭)

【临床病史】孕妇 2,26 岁,孕 31 周;超声提示心脏横纹肌瘤。

【影像解析】结节性硬化症(tuberous sclerosis complex,TSC)是一种常染色体显性遗传性神经皮肤综合征,可累及皮肤、脑、肾、肝、心脏、肺、视网膜、骨骼等多个器官[27]。脑室壁室管膜下结节,表现为多发、大小不等结节突向脑室内,是 TSC 最重要表现,多见于侧脑室体部及侧脑室三角区;有时出现 T2WI 低信号、T1WI 稍高信号的脑皮质结节,脑白质内异常信号,室管膜下巨细胞星形细胞瘤发生于孟氏孔附近,见图 2-8。产前 MRI 检查的室管膜下结节的大小,随着孕周不同其大小可以有变化。

【鉴别诊断】胎儿结节性硬化脑部的 MRI 表现,需与室管膜下灰质异位鉴别。结节性硬化在脑室壁发生的结节,是一种错构瘤结节,而室管膜下灰质异位,是由于正常灰质结构异位到室管膜下。室管膜下结节尤其需注意与正常生发基质鉴别。生发基质可逐步退化至消失,妊娠 24~28 周,生发基质只残存在尾状核头及部分侧脑室体旁区域,呈线条状;而室管膜下结节不会退化消失,呈结节状。

六、脑室扩张

【临床病史】孕妇,30 岁,临床孕周 18 周。

【产前检查】超声:胎儿双侧脑室扩张。

【影像解析】胎儿脑室增宽,是指颅内脑室增大,是描述多种因素导致的脑部病理学改变的术语。脑室增宽是胎儿颅内异常的首发信号。当胎儿脑室宽度超过 10mm 认为是异常的,通常指轴位上侧脑室后角测量值大于 10mm[28],见图 2-9。大约 40% 脑室扩张伴有 CNS 或 CNS 外的畸形,约 12% 病例伴有染色体异常。疾病原因有中脑导水管狭窄、宫内感染、胼胝体发育不全、颅内出血、颅内肿瘤等等。

【鉴别诊断】胎儿脑室扩张,需要鉴别的疾病有,胼胝体发育不良,无脑畸形,脑穿通畸形,前脑无裂畸形等等。无脑畸形只有

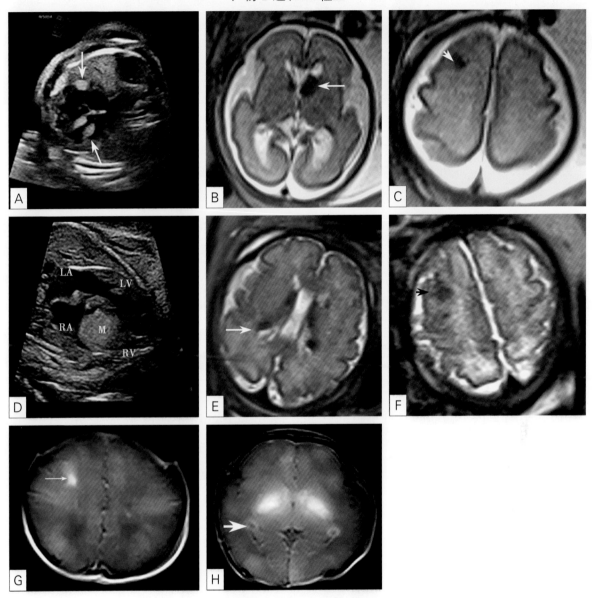

图 2-8　胎儿结节性硬化

A. 心脏室间隔上 0.3cm×0.5cm 高回声结节,向左室突起,左室腔内右室侧壁近房间隔处见 0.7cm×0.7cm 高回声结节(长箭),考虑心脏横纹肌瘤。B. 左侧孟氏孔附近见较大斑片状短 T2 信号(长箭)。C. 右侧额顶叶见结节状短 T2 信号(短箭)。D. 胎儿右心室内可见 0.9cm×0.8cm 稍高回声,横纹肌瘤可能。E. 双侧脑室壁室管膜下多个稍短 T2 信号结节(长箭)。F. 右侧额叶短 T2 信号结节(短箭)。G、H. 为引产胎儿标本 MRI:G. 右侧额叶见斑片状短 T1 短 T2 信号,为皮质结节(细箭)。H. 双侧脑室三角区见结节状短 T1 信号(粗箭),为室管膜下结节

产前 B 超、MRI 检查

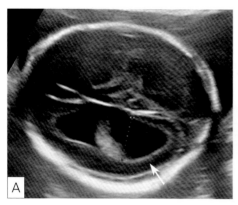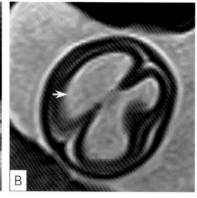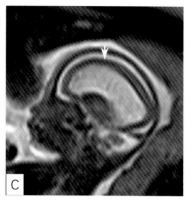

图 2-9 胎儿脑室扩张

A. 产前超声：胎儿双侧脑室扩张（长箭），左右侧脑室内径分别为 1.03cm、1.19cm。B、C. MRI 示胎儿脑室增宽；左右侧脑室内径分别为 1.35cm、1.29cm（短箭）；脑实质较薄、减少（短箭），胎儿脑室中度扩张、脑发育不良

残存的脑皮质，脑皮质被充满液体的囊包替代。脑穿通畸形的大脑实质包含有一个或多个液腔。大脑镰缺如即丘脑融合可以用于区别前脑无裂及其他导致脑积水的疾病。

七、Dandy-Walker 畸形

【临床病史】孕妇，37 岁，孕 24.3 周，孕 3 产 2，其中第 2 孩小脑蚓部发育不良。

【产前检查】超声：胎儿小脑蚓部缺失，呈钥匙孔征，小脑延髓池与第四脑室相通。

【影像解析】Dandy-Walker 畸形是一种少见的后颅窝先天畸形。Dandy-Walker 畸形发生于胚胎发育的第 6~7 周，发生机制不明。Dandy-Walker 畸形有两个重要特征：小脑蚓部发育不良或完全缺失，第四脑室囊状扩张且与扩大的后颅窝相通（见图 2-10）。小脑天幕上抬，小脑半球大小形态基本正常[29]。Dandy-Walker 畸形变异型，一般指小脑蚓部的各类发育不良，但不伴有后颅窝的扩大；小脑半球大小接近正常。

产前 B 超、MRI 检查

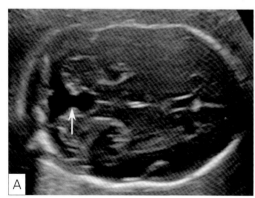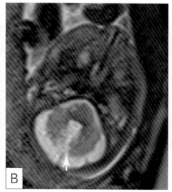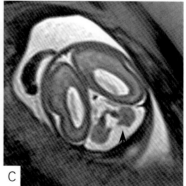

图 2-10 胎儿 Dandy-Walker 畸形

A. 产前超声：胎儿小脑蚓部缺失，呈钥匙孔征，小脑延髓池与第四脑室相通（长箭）。B、C. 产前磁共振，胎儿小脑下蚓部缺如，小脑延髓池囊状扩张，且与第四脑室相通（短箭）

【鉴别诊断】Dandy-Walker 畸形,需与 Blake 囊肿、枕大池蛛网膜囊肿鉴别。Blake 囊肿虽与四脑室相通,但不伴有小脑蚓部缺如或发育不良。枕大池蛛网膜囊肿可压迫小脑半球,但是与四脑室不相通,小脑蚓部结构可见。

第二节
脑血管畸形

一、Galen 静脉瘤

【临床病史】孕妇,19 岁,孕 1 产 0,临床孕周 35 周。

【产前检查】超声:胎儿颅内中线偏右侧及枕后部见扩张的管状回声,中线处见范围约 2.5cm×1.3cm 无回声,内见丰富血流信号(图 2-11A);胎儿颈部血管怒张;动脉导管迂曲延长。诊断,胎儿颅后部及中线无回声,考虑 Galen 静脉瘤。

【影像解析】Galen 静脉瘤也称大脑大静脉血管瘤,是由于动静脉畸形导致 Galen 静脉呈瘤样扩张,是一种少见的散发性动静脉畸形。Wills 环或椎基底动脉系统的一条或多条小动脉直接注入 Galen 静脉,形成的静脉瘘或动静脉畸形,造成 Galen 静脉呈瘤样扩张[30]。胎儿期 Galen 静脉瘤预后差。压迫中脑导水管可能引起梗阻性脑积水、颅内高压;其次,大量血液经动静脉畸形流入静脉返回心脏,导致充血性心力衰竭。此外,由于大量盗血,脑组织血流供应相应减少,进行性脑缺血造成胎儿脑成熟异常、智力低下等。MRI 图像上,在 HASTE 序列主要表现为大脑大静脉区明显增粗的流空信号,见图 2-11。

【鉴别诊断】需与硬脑膜动静脉窦等鉴别。共同点是两者均有静脉窦扩张,增粗的供血动脉、引流静脉等征象。Galen 静脉瘤的特点是中线区四叠体池静脉瘤,可出现心脏增大、颈部血管扩张、心脏畸形及脑缺血改变。

产前 B 超、MRI 检查

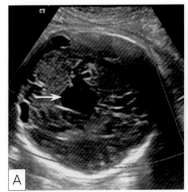 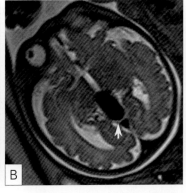 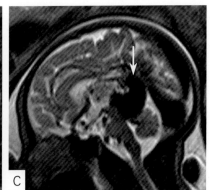

图 2-11 胎儿 Galen 静脉瘤

A. 产前超声:颅内中线及枕后部见静脉窦增大(长箭)。B、C. 产前磁共振:胎儿中央静脉结构扩张(B,短箭),直窦及深部回流静脉扩大(C,长箭),周围见粗大流空血管与之相连

二、积水型无脑

【临床病史】孕妇,24岁,临床孕周24周。

【产前检查】超声:胎儿未见正常的脑组织回声,可见少许脑组织,双侧大脑半球内见液性暗区;可见萎缩的小脑回声。超声考虑水脑畸形(图2-12)。

【影像解析】积水型无脑畸形,是一种大脑半球缺如的畸形,丘脑、脑干与小脑通常是正常的。绝大多数大脑组织受到破坏、液化和吸收,代之以充满脑脊液的囊袋。最常见的非遗传性积水性无脑畸形的可疑原因是,宫内血管意外和感染。有多数学者认为,是由于胚胎期颈内动脉发育不良或闭塞,大脑半球无法正常发育,而椎基底动脉供血的脑内部分得以发育完成[31]。

【鉴别诊断】需与脑软化、空洞脑或脑穿通畸形、重度脑积水相鉴别。脑穿通畸形,一般具有囊状液化区与侧脑室相通的特征性表现。脑软化则是胎儿脑部损伤后形成孤立性囊状病灶,一般周围有胶质增生结构。

第三节
神经管缺陷

一、脑膜膨出

【临床病史】孕妇,32岁,妊娠29^{+5}周。

【产前检查】B超:胎儿枕部可见1.8cm×1.1cm混合回声包块,考虑枕部脑膜膨出。

二、脑膜脑膨出

【临床病史】孕妇,31岁,妊娠25^{+2}周。

【产前检查】B超:胎儿枕部颅骨环可见缺损,可见脑组织膨出。

【影像解析】脑膨出是指颅骨和硬脑膜缺损并有颅内结构向外突出,属于闭合性神经管缺陷(closed neural tube defects,CNTD)。如果疝出的内容物为脑脊液和脑膜,则称脑膜膨出(图2-13);如果疝出的内容物包含脑、脑脊液和脑膜,则称为脑膜脑膨出(图2-14)。脑膨出发生机制还未被完全阐明,有些观点认为脑膨出是在神经管闭合后脑组织从将

产前B超、MRI检查

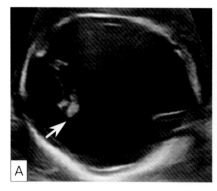
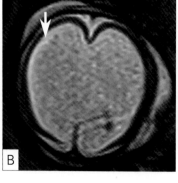
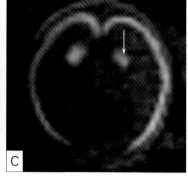

图2-12 胎儿积水型无脑畸形

A.产前超声胎儿双侧大脑半球内见液性暗区,可见少许脑组织(粗箭)。B.胎儿双侧脑室重度扩张增宽,类似球形,脑实质明显变薄(粗箭);仅双侧丘脑基底核部分脑干可见。C.在DWI序列明显变薄脑实质呈高信号;双侧丘脑基底核部分可见(细箭)

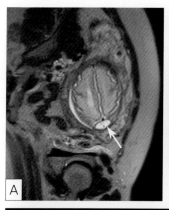
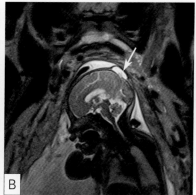
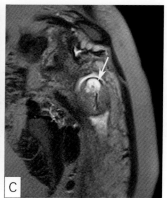

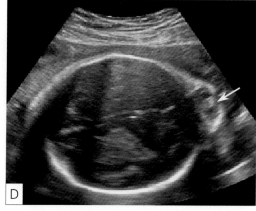

图 2-13　胎儿脑膜膨出

孕 29[+5] 周,胎儿枕部见囊状长 T2WI 信号影膨出于脑组织外。A. 轴位。B. 矢状位。C. 冠状位,图中箭示囊状脑脊液信号影膨出于脑组织外。D. 超声图,示胎儿枕部后方脑膜膨出,表现为混合回声包块,大小约 1.8cm × 1.1cm

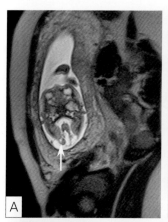
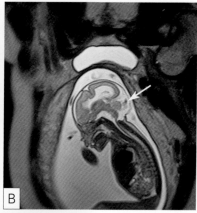
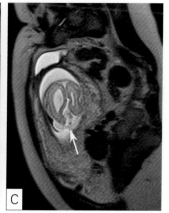

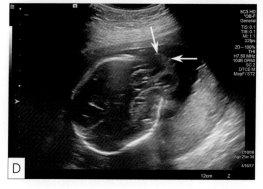

图 2-14　胎儿脑膜脑膨出

孕 25 周,胎儿枕部混杂信号包块影。A-C 为 MRI 图。A. 轴位。B. 矢状位。C. 冠状位,箭示包块内可见长 T2WI 脑脊液信号及等 T2WI 信号脑实质影,局部颅骨缺损。D. 超声图,示胎儿枕部颅骨环见 2.9cm 的缺损,可见范围约 3.4cm × 2.0cm × 2.7cm 的脑组织膨出

要形成颅盖和硬膜的间充质缺损中疝出，即在神经管闭合的一个关键时间点，脑发育很快（胚胎期的终末期），则脑膨出易发生[32]。另一些观点认为脑膨出可能是几种发育异常的最终结果。对于颅底疝出者，由于颅底是软骨内化骨，可能是神经管闭合不完善或骨化中心未能融合所致。对于颅盖骨疝出的脑膨出，颅盖骨是膜化骨，可能继发于骨缺损、硬膜局部发育不良、颅内肿物或囊肿对骨的压迫性侵蚀或神经管闭合中某处的闭合异常。脑膨出按照疝出部位分类，包括：枕顶部（累及枕骨、枕骨大孔、寰椎后弓），枕部，顶部，额部，颞部（沿岩骨嵴的上表面），筛额部（鼻骨和筛骨之间），蝶骨上骨部（眶上裂到翼腭窝），蝶眶部（蝶骨的缺损或视神经管、眶上裂进入眼眶），鼻咽部（从筛窦、蝶窦或枕骨底进入鼻腔或咽部）；侧部（沿冠状缝或人字缝）。其中枕部脑膨出最常见于欧美白种人，占全部脑膨出的 80%；额筛部脑膨出最常见于东南亚地区[33,34]。

【影像诊断】与超声相比较，较高的软组织分辨率及较大的观察视野使胎儿 MR 能提供更多的证据来纠正超声诊断或者确定超声疑似诊断[35]。MRI 表现：MRI 多层面能清晰显示头颅轮廓、完整性，变形的脑组织，扩张的静脉窦，可直接显示膨出的部位和疝出物，特别是 SSFP 序列能在水与软组织间形成良好的对比，有助于准确显示出头颅缺损区域（图 2-14A）。而磁共振加权成像（diffusion weight imaging，DWI）可以区分局部出血、皮样囊肿，后两者在 DWI 表现为高信号。同时 MRI 用来明确是否合并其他严重的畸形，如判断脑膨出疝出物是否囊

括硬膜窦（上矢状窦、直窦和横窦）等，同时还能发现其他中枢神经异常，如后脑异常、胼胝体发育不良、静脉窦畸形、背侧半球间囊肿、胼胝体畸形、灰质异位、Chari 畸形或 Dandy Walker 畸形。

【鉴别诊断】与颅骨邻近组织内的畸胎瘤、鳃裂囊肿、头皮水肿相鉴别。区别点在于发现膨出物是否与脑内结构相通，是否有颅骨缺损，同时皮下病变更多表现为与颅骨呈钝性夹角可与脑膨出相区别。

【预后】该病预后与膨出的部位、大小，膨出的脑组织多少、染色体是否异常、有无合并其他畸形等有关。

三、脊膜膨出

【临床病史】孕妇，29 岁，妊娠 32 周。

【产前检查】B 超：胎儿骶尾段可见囊性无回声。

四、脊髓脊膜膨出

【临床病史】孕妇，28 岁，妊娠 23 周。

【产前检查】B 超：胎儿骶尾段可见囊性无回声，内见光带回声。

【影像解析】脊膜膨出/脊髓脊膜膨出：这是由于脊柱背侧中线部位间充质组织、骨组织及神经组织的融合缺陷所引起的一系列先天发育异常，是开放型神经管缺陷（open neural tube defects，ONTD）最常见的形式。可发生在脊椎任何节段，以腰骶段最常见，颈椎次之，胸椎最少[36]。脊髓脊膜膨出以及脊膜膨出都是开放性神经管缺陷。他们之间的区别在于神经基板与相应层面皮肤所形成扩张蛛网膜囊的关系和位置。MMC（脊

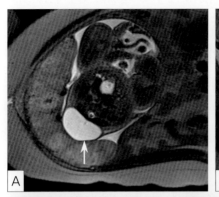
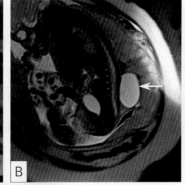
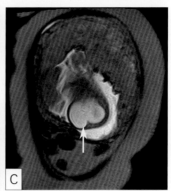

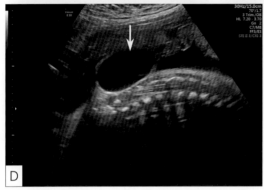

图 2-15　胎儿脊膜膨出

孕 32 周。A-C. 分别为胎儿 MRI 骶尾部轴位、矢状位、冠状位图。箭示胎儿骶尾部见囊状长 T2WI 信号影膨出,内未见明显脊髓信号影。D. 超声图,矢状切面示胎儿脊柱骶尾段可见 5.2cm×3.4cm 的无回声。考虑脊膜膨出

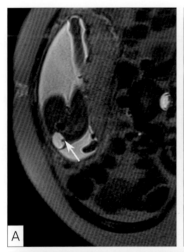
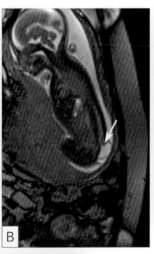
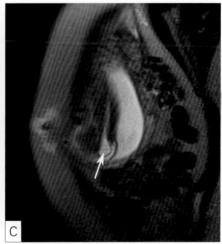

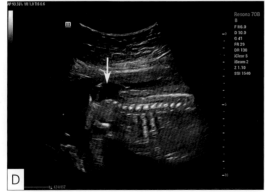

图 2-16　胎儿脊髓脊膜膨出

孕 23 周。A-C. 分别为胎儿 MRI 骶尾部轴位、矢状位、冠状位图。箭示胎儿骶尾部见囊状长 T2WI 信号影膨出,内见少许等 T2WI 类似脊髓信号影。D. 超声图,矢状切面示胎儿脊柱骶尾段可见 2.7cm×1.4cm 的无回声,向外凸起,内见光带回声,考虑脊髓脊膜膨出

髓脊膜膨出）是神经基板高于皮肤层，间接形成下方蛛网膜下腔扩张。而脊膜膨出是神经基板与皮肤处于同一层面，共同形成蛛网膜囊。这种神经管闭合障碍所导致的皮肤外胚层和神经外胚层在脊椎侧面永久性连接，间充质迁移障碍导致的椎管后壁缺损，使后部中线皮肤缺陷，骨、软骨、肌肉和韧带在前侧壁形成。所引起的神经系统损伤包括截瘫、脑积水、大小便失禁、性功能低下、骨骼畸形，并伴智力损害，多数与CHIARI Ⅱ畸形相关联，胼胝体缺如以及神经元移行障碍也常常伴随出现[37]。与超声相比，胎儿MR是最好的评价椎管内结构的成像技术。与儿童期脊柱检查相似，冠状位及矢状位亦是胎儿MR检查最重要的两个层面，而轴位主要是用于评估椎管与后部结构的细微改变。MRI表现：MR可以发现椎管旁的囊状脑脊液信号影，内部信号较均匀（图2-15），有时可见囊壁，基板后方的皮肤不完整或缺损，轴位可见突出的囊状影与椎管内蛛网膜下腔相通。而脊髓脊膜膨出还可发现囊状影内等信号的脊髓组织影（图2-16）。同时产前MR可以发现一些伴发症状，如脊髓纵裂、脊髓栓系等。

【鉴别诊断】 骶尾部畸胎瘤，内含多种组织成分，磁共振表现为不同的信号，可鉴别。

第四节
脑损伤性疾病

一、脑穿通畸形

【临床病史】 孕妇，31岁，妊娠22周。

【产前检查】 B超：胎儿右侧颞部囊性无回声。

【影像解析】 脑穿通畸形（porencephaly）是指大脑半球中存在充满液体的囊腔，同时伴有或不伴有囊腔与含脑脊液的腔相通。脑穿通畸形囊块的形成可能与脑组织因外伤、感染以及出血等原因造成的破坏有关[38]。脑穿通畸形的主要形式有两种：①发育性脑穿通畸形；②先天性脑损害性脑穿通畸形。第一种类型代表神经元发育和迁移的原发性障碍。第二种更常见，是外伤导致正常的大脑皮质破坏的结果，遭到破坏的脑实质区域被脑脊液代替[39]。先天性中线脑穿通畸形由中线颅顶头皮异常（如脱发或脑膨出）、脑积水和中线颅内囊肿三联征组成。先天性脑损害性（破坏性的）脑穿通畸形是由正常发育的大脑受到外伤导致大脑皮质破坏造成的，也被称为伪脑穿通畸形、假性脑穿通和脑囊性变性。先天性脑损害性脑穿通畸形可能有许多不同的原因，其中由于胎儿静脉充血或阻塞造成的出血性梗死是最常见的；或因为生发基质血供稀少、血管微细及代谢活动增加，生发基质对缺氧和缺血特别脆弱，容易遭到破坏[40]。大多数情况下，脑穿通畸形的根本原因是不确定的。大多数家族性病例是由于潜在的常染色体显性突变造成的。

影像表现：是在一个正常的脑实质有一个充满液体的囊腔（图2-17）。囊肿单侧比较常见，但也有双侧。囊壁光滑，囊内无内在结构，其周围脑组织为正常信号强度，有些层面可显示与脑室或蛛网膜下腔相通。与侧脑室的交通是很常见的，同侧的脑室扩大以弥补

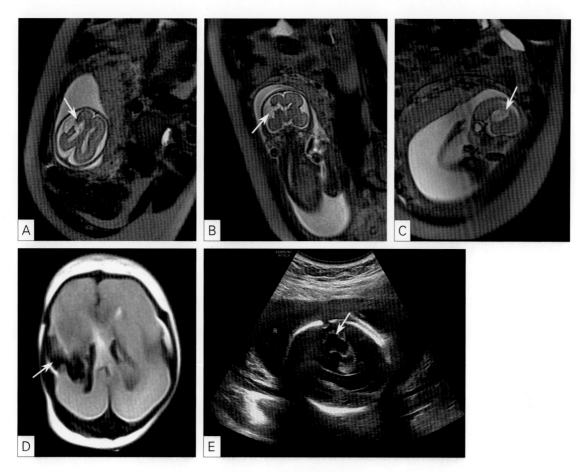

图 2-17　胎儿脑穿通畸形

孕 22 周。A-C. 分别为产前胎儿头颅轴位、冠状位、矢状位图。D. 引产后图。箭示胎儿右侧颞顶部可见囊状长 T2WI 信号灶，与脑外间隙相同，局部脑实质缺损。E. 超声图，胎儿颅内右侧颞部可见 1.6cm×0.9cm 的无回声，似与右侧侧脑室前角相通，内未见血流信号

较小的脑容量。当发现明显不对称的脑室扩大时，应该考虑脑穿通畸形的诊断。

【鉴别诊断】鉴别诊断包括其他的囊性脑病变，如蛛网膜囊肿，或更罕见的囊性脑肿瘤。在一个不对称性脑积水的病例中，应怀疑有脑穿通畸形。磁共振成像技术可以正确地识别脑穿通的腔是否与侧脑室相通。如果严重的脑积水也同时存在的话，那么必须与无脑畸形区别开来。

二、脑出血

【临床病史】孕妇，22 岁，妊娠 31 周。

【产前检查】B 超：胎儿双侧侧脑室见高回声，考虑出血。

【影像解析】胎儿颅内出血（fetal intra-cranial hemorrhage）是指在产前颅内血管出血进入脑室、硬脑膜下以及脑实质。尽管在 32 周之前出生的新生儿颅内出血很常见，可达 40%~60%，但是胎儿颅内出血却很少见。导致胎儿颅内出血的病因包括：母体血压变化、母亲癫痫、胎盘早剥、特殊药物或者物质暴露（如华法林或者可卡因）、母体严重的腹部外伤、遗传性凝血功能障碍或者免疫性血小板障碍。直接原因包括：突然出现的颅血

管压力改变,这将导致室管膜下生发基质质脆而不成熟的毛细血管床出血。围生期窒息,以及随之而来的缺氧所导致颅内血压的波动也将导致颅内出血[41]。自发性宫内硬膜下血肿的病因目前尚不清楚,目前怀疑与中脑导水管间歇性梗阻有关。颅内出血主要分为三类:脑室内或脑室旁出血,脑实质出血和硬膜下出血。其中脑室内或脑室旁出血最为常见,主要是在妊娠33周之前,由室管膜下生发基质中的小血管出血而引起。脑室内出血(intraventricular hemorrhage, IVH)的发病机制主要是:由于生发基质的

毛细血管质脆,胎儿或者新生儿脑血管调节功能较差,当大量的血液涌进脑室周围区域就可能引发脑室内出血[42]。影像学表现:出血灶可位于胎儿脑实质、脑室内、室管膜下、硬膜下及蛛网膜下腔(图2-18)。以室管膜下生发基质出血最为常见,最好发的部位为尾状核丘脑切迹,侧脑室常受累。可有占位效应、脑室系统扩张或中线移位。MRI信号取决于出血的时期、血红蛋白的状态。MRI信号的演变过程符合一般出血的MRI信号演变过程。可以伴发脑积水、脑缺血梗死、脑室周围白质软化等表现。产前IVH分

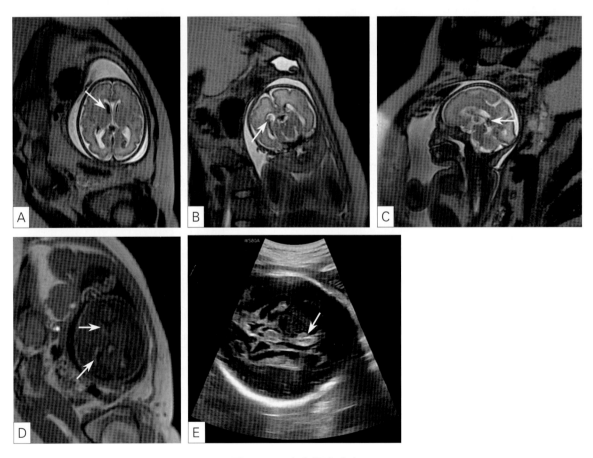

图 2-18 胎儿颅内出血

孕31周。A-C. 分别为头颅T2WI轴位、冠状位及矢状位图。D. T1WI轴位图。箭示胎儿双侧侧脑室周围生发基质散在短T2WI、短T1WI出血信号灶。E. 胎儿超声图,双侧侧脑室分别见1.0cm×0.5cm、1.0cm×0.7cm的高回声,考虑出血

级标准是在新生儿 IVH 影像学分级的基础之上进行修改产生的。Ⅰ级指的是出血仅限于室管膜下的基质；Ⅱ级是侧脑室内出血面积小于 50% 并且侧脑室增宽小于 15mm；Ⅲ级是侧脑室内出血面积大于 50% 并且伴有明显的脑室扩张；Ⅳ级是出血累及脑室周围脑实质。

【鉴别诊断】对于这种疾病的鉴别诊断主要应考虑是否存在脑实质或者脑室内肿瘤，同时需要确定出血的潜在原因。排除凸出的脉络丛的存在是非常重要的，有时候脉络丛可以占据侧脑室很大部分的空间，但是这属于正常表现，并且预后正常。其他出现包块的原因包括颅内肿瘤（中线脂肪瘤、畸胎瘤等）和感染。

（湖北省妇幼保健院　谢辉　余旭东）

参 考 文 献

[1] 张攀. MRI 诊断胎儿胼胝体发育不全的临床研究[D]. 宁夏医科大学, 2019.

[2] 闵爱萍, 邹丽华, 罗晓. 产前超声与磁共振诊断胎儿胼胝体发育不全的价值[J]. 中国妇幼保健, 2018; 33(20): 4763-4766.

[3] Morice A, Galliani E, Amiel J, et al. Diagnostic criteria in Pai syndrome: results of a case series and a literature review [J]. Int J Oral Maxillofac Surg, 2019; 48(3): 283-290.

[4] Revanna KG, Rajadurai VS, Chandran S. Agenesis of the corpus callosum with interhemispheric cyst: clinical implications and outcome [J]. BMJ Case Rep, 2018; 11(1): 1-4.

[5] McLaurin-Jiang SV, Wood JK, Crudo DF. Septooptic dysplasia with an associated arachnoid cyst [J]. Case Rep Pediatr, 2016; 11(6): 1-4.

[6] Santirocco M, Rodo C, Illescas T, et al. Accuracy of prenatal ultrasound in the diagnosis of corpus callosum anomalies [J]. J Matern Fetal Neonatal Med, 2019; 34(3): 1-6.

[7] 陈丽英, 蔡爱露. 胎儿影像诊断学[M]. 北京: 人民卫生出版社, 2014: 34.

[8] A James Barkovich, Charles W. Pediatric neuroimaging [M]. New York: Wolters kluwer, 2012: 309-327.

[9] 杨文忠, 夏黎明, 陈欣林, 等. 快速 MRI 对胎儿中枢神经系统先天畸形的诊断价值与超声对照研究[J]. 中华放射学杂志, 2006; 40(11): 1139-1141.

[10] 吴朋, 吕国士, 韩峰. 3.0T 磁共振成像对视-隔发育不良的诊断价值[J]. 医学影像学杂志, 2012; 22(12): 2001-2004.

[11] 刘垚, 薛潋艳, 施美华. 儿童视-隔发育不良的 MRI 表现[J]. 中国医学计算机成像杂志, 2015; 21(3): 283-286.

[12] 宛四海, 潘璜, 肖新兰, 等. 视隔发育不良的磁共振扩散张量成像研究[J]. 临床放射学杂志, 2008; 7: 971-972.

[13] Yi L, Liu Z, Deng C, et al. Epidemiological characteristics of holoprosencephaly in China, 2007-2014: A retrospective study based on the national birth defects surveillance system [J]. PLoS One, 2019; 14(6): e217835.

[14] 张攀, 李春花, 李健, 等. 4 例胎儿前脑无裂畸形的 MRI 特征[J]. 宁夏医科大学学报, 2019; 41(5): 539-540.

[15] 关云萍, 宠泓, 周卫卫, 等. 产前超声在前脑无裂畸形诊断中的意义[J]. 中国超声医学杂志, 2010; 26(2): 183-185.

[16] Calloni SF, Caschera L, Triulzi FM. Disorders of Ventral Induction/Spectrum of Holoprosencephaly [J]. Neuroimaging Clin NAm, 2019; 29(3): 411-421.

[17] 刘鸿圣. 胎儿磁共振影像诊断学[M]. 北京: 人民卫生出版社, 2018: 34-49.

[18] 凌晨, 邓学东, 陆伟. 胎儿前脑无裂畸形产前诊断分析[J]. 中华医学超声杂志(电子版),

2012;9(7):597-601.

[19] 张艳珍,高建松,陈益明.叶状全前脑合并唐氏综合征一例[J].中华医学遗传学杂志,2019;36(7):753-754.

[20] 陆芳菲,张鑫,李茗.胎儿大脑皮质发育畸形的影像-病理对照分析[J].临床放射学杂志,2021;40(9):1670-1674.

[21] 兰兴回,蒋莉,胡越,等.无脑回-巨脑回畸形24例患儿临床及脑电图分析[J].中华实用儿科临床杂志,2015;30(9):702-706.

[22] 巫敏,王慧芳.胎儿无脑回-巨脑回畸形产前诊断研究进展[J].中国产前诊断杂志(电子版),2016;8(1):36-37.

[23] Leventer RJ,Jansen A,Pilz DT,et a1. Clinical and imaging heterogeneity of polymicrogyria:a study of 328patients[J].Brain,2010;133(5):1415-1427.

[24] 范国光,陈丽英.儿童中枢神经系统影像学诊断 颅脑先天发育畸形.中国实用儿科杂志,2006;21(3):235-239.

[25] 刘斋,赵彦昭,何丽,等.神经元移行异常的MRI诊断[J].河北医科大学学报,2013;34(10):1151.

[26] 相龙斌.脑神经元移行异常的CT、MRI表现[J].中国医学影像学杂志,2009;17(2):152-154.

[27] 余旭东,杨文忠.超声联合磁共振成像诊断胎儿结节性硬化[J].中华医学超声杂志(电子版),2015;12(11):885.

[28] Vergani P,Locatelli A,Strobelt N,et al. Clinical outcome of mild fetal Ventriculomegaly[J]. American Journal of Obstetrics and Gynecology,1998;178(2):218-222.

[29] 张红卫,焦北鱼,陈涛涛.超声诊断胎儿小脑延髓池扩张72例分析[J].第二军医大学学报,2009;30(1):104-105.

[30] Wager MW,Vaught AJ. Poretti AI Vein of galen aneurysmal malformation:prognostic markers depicted on fetal MRI[J].The Neuroradiology Journal,2015;28(1):72-75.

[31] 郭河清,解左平.产前超声诊断胎儿脑膨出畸形的临床价值[J].中国优生与遗传杂志,2016;24(02):93-98.

[32] Sefidbakht S,Iranpour P,Keshavarz P,et al. Fetal MRI in Prenatal Diagnosis of Encephalocele[J]. J Obstet Gynaecol Can,2019;42(3):304-307.

[33] Fink IJ,Chinn DH,Callen PW. A potential pitfall in the ultrasonographic diagnosis of fetal encephalocele[J]. Journal of Ultrasound in Medicine,1983;2(7):313-314.

[34] 李胜利,顾莉莉,文华轩.胎儿开放性与闭合性脊柱裂的产前诊断及分类[J].中华医学超声杂志(电子版),2011;8(8):1632-1646.

[35] 卢漫,巨学明.小儿脊柱、脊髓疾病的超声诊断:中国超声医学工程学会第四届全国浅表器官及外周血管超声医学学术会议[C].中国广东深圳,2013.

[36] 胡瑛,张焱,程敬亮,等.脊膜膨出59例MRI诊断[J].郑州大学学报(医学版),2009;44(1):211-213.

[37] Hino-Fukuyo,Togashi,Takahashi R,et al. Neuroepidemiology of porencephaly,schizencephaly,and hydranencephaly in miyagi prefecture,Japan[J]. Pediatric Nephrology,2016;54(1):39-42.

[38] Adiego B,Martinez-Ten P,Bermejo C,et al. Fetal intracranial hemorrhage:prenatal diagnosis and postnatal outcomes[J]. J Matern Fetal Neonatal Med,2019;32(1):21-30.

[39] 邹略,张军.MRI诊断胎儿双侧脑穿通畸形1例[J].中国临床医学影像杂志,2015;26(12):910-911.

[40] Baburaj R,Rangasami R,Chandrasekharan A,et al. Utility of various ultrafast magnetic resonance sequences in the detection of fetal intracranial hemorrhage[J]. Ann Indian Acad Neurol,2018;21(4):275-279.

[41] 周立霞,寇晨光,卜静英,等.胎儿颅内出血的MRI诊断[J].中国医学影像学杂志,2018;26(4):252-257.

［42］ Sotodate G, Matsumoto A, Konishi Y, et al. Fetal intracranial hemorrhage due to maternal subclinical vitamin kdeficiency associated with long-term eating disorder［J］. Journal of Obstetrics and Gynaecology Research, 2019;45(2):461-465.

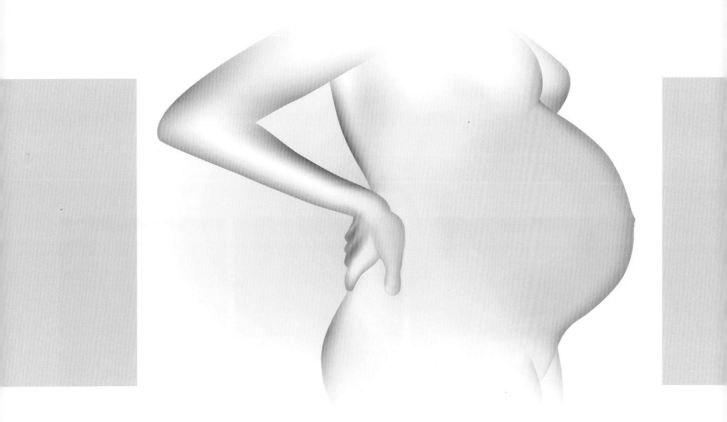

第三章

五官及颈部

第一节
眼畸形

【临床病史】临床孕周 24 周。

【产前检查】B 超:胎儿右眼发育不良、右耳郭发育不良、胼胝体发育不良、右肾多囊肾(图 3-1)。

【影像解析】胎儿眼发育异常是由于胚胎时期眼的生长发育停滞或发育异常出现外观畸形、组织缺陷或功能障碍,称为眼先天发育异常[1]。胎儿眼部先天性畸形主要有先天性白内障、小眼畸形、无眼畸形、眼距过窄或眼距过宽等。其中无眼畸形和小眼畸形发病受多种因素影响,病因主要有染色体畸形(三倍体、9 三体、13 三体、18 三体,染色体缺失等),环境因素(胎儿先天感染、胎儿酒精综合征)及基因综合因素(常染色体显性或隐性遗传的某些畸形)[2-4];眼距过窄常见于全前脑,眼距过宽最常见的原因是额部脑或脑膜膨出。眼距过窄和过宽为眼内距分别低于、高于预测值的第 5 百分位数和第 95 百分位数,眼距过窄或过宽常合并有其他畸形。小眼畸形表现为眼球及眼眶明显缩小,眼裂也小,轻者受累眼球结构正常,晶状体存在,严重者眼球极小,虹膜脱失,先天性白内障,玻璃体纤维增生,并可其他系统畸形。无眼畸形表现为未见胎儿正常眼眶显示,仅可见骨性组织,眼球缺如。

【鉴别诊断】面部畸形常常合并其他畸形,不是单一疾病的表现,如眼距过窄常见于全前脑,当发现颅内结构异常时也应注意颜面部,以免漏诊。极度发育不良的小眼与无眼畸形难以从临床上区分,只有在病理学组织上才能区分,所以常归为无眼畸形。

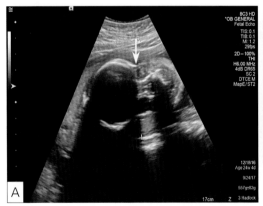 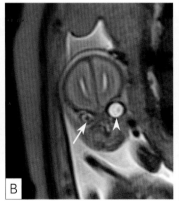 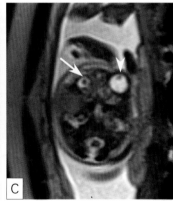

图 3-1 胎儿眼畸形

A. 胎儿产前超声检查,颌面部横切面显示眼畸形,一大一小。B、C. 胎儿产前 MRI 检查 T2-haste 冠状位、轴位,胎儿右眼眼球小(箭),直径约 7.5mm,左眼球直径约 11.7mm,左眼内晶状体 T2 信号增高,边缘较模糊(箭头)。同时可见胎儿胼胝体缺如;脑发育落后于临床孕周;双侧耳郭未见明确显示;右侧囊性发育不良肾,肾功能尚存

第二节
鼻畸形

【临床病史】超声发现胎儿鼻骨畸形引产后。

【产前检查】B超:胎儿鼻骨未显示,头部皮肤水肿厚约1cm。

【影像解析】鼻由外鼻、鼻腔及鼻窦组成,外鼻支架由软骨部及骨部组成。妊娠第3~8周胚胎开始并完成鼻的发育[5],外鼻由内侧鼻突及外侧鼻突发育而来,因遗传因素或其他原因导致这一发育过程障碍,形成各种外鼻畸形。先天性外鼻畸形种类繁多,主要有无鼻、长鼻或喙鼻、裂鼻、双鼻、鞍鼻等,其发生机制尚不完全清楚。无鼻(鼻缺如)表现为鼻尖水平低于胎儿上唇水平的鼻骨发育不良,常伴有鼻腔、鼻窦等缺如。长鼻(喙鼻)表现为鼻骨较长,可无鼻中隔、鼻翼,中央呈管状,可见长T2羊水信号充填(图3-2)。裂鼻可见两鼻孔间距增大。双鼻可见四个鼻凹上下排列或同一行排列。鞍鼻可见鼻骨向内凹陷、鼻翼塌陷导致鼻

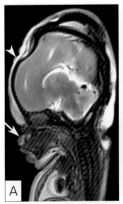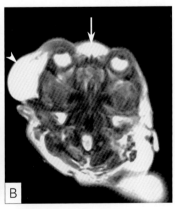

图3-2 胎儿鼻骨缺如

A、B.胎儿标本检查T2WI矢状位、轴位,显示头皮水肿(箭头),鼻骨缺失(箭)。

外形呈马鞍状,可合并鼻部短小、鼻尖低平等。

【鉴别诊断】鼻畸形常合并其他组织器官的畸形,胎儿鼻骨缺失对预测21三体综合征及其他染色体异常具有重要意义[6]。在超声筛查发现鼻畸形时,可进一步MRI检查,鼻骨畸形合并其他畸形时,MRI可对其较全面直观反映出来,并积极行相关染色体筛查,如发现染色体异常,应尽早终止妊娠。

第三节
唇裂及唇腭裂

【临床病史】孕妇26岁,临床孕周约24周。

【产前检查】B超:上唇偏左侧唇裂、牙槽弓裂伴腭裂待排(图3-3)。

【影像解析】唇腭裂(cleft lip and palate, CLP)是面部最常见的先天性畸形,50%~80%的唇裂婴儿也有腭裂[7]。根据胚胎发育及裂开部位的不同分为单纯唇裂(cleft lip, CL)、唇裂并牙槽突裂(cleft lip and alveoli, CLA)、唇裂并完全腭裂(complete cleft lip and palate)及单纯腭裂(isolated cleft palate, ICP)。一般唇裂多发生于上唇裂,单侧较双侧多见。单纯腭裂分为三度,Ⅰ度腭裂仅累及腭垂或部分软腭;Ⅱ度腭裂累及全软腭或部分硬腭,未延伸至牙槽;Ⅲ度腭裂累及全硬腭并延伸至牙槽。唇腭裂MRI表现:①单纯唇裂:MRI表现为上唇部软组织中断,上颌牙槽骨连续;②单纯腭裂:MRI可表

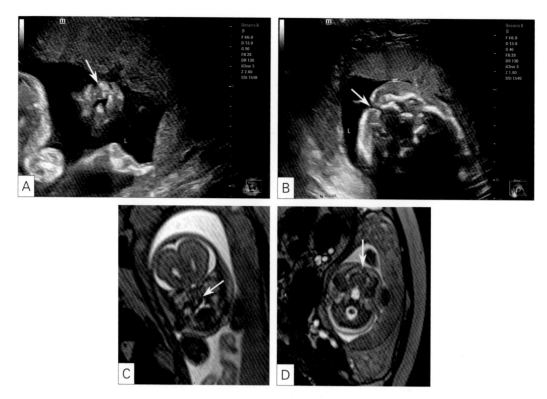

图 3-3　胎儿唇腭裂

A. 胎儿彩超面部横切面显示唇裂(箭)。B. 胎儿彩超面部冠状切面显示唇腭裂(箭)。C、D. MRI T2-haste 冠状位、轴位,胎儿上唇偏左侧唇裂伴牙槽弓裂,合并上腭裂,胎儿上唇偏左侧可见裂隙样影,上牙槽局部结构略紊乱凹陷,上腭偏左侧隐约可见裂隙样长 T2 信号影(箭)

现为上唇连续性完整,上颚连续性中断;③唇腭裂:MRI 表现为上唇部软组织中断,上颌牙槽骨中断、排列不规整或上颚连续性中断。单纯唇裂胎儿预后良好,但当合并腭裂时,出生后往往很难通过手术修复[7-12]。

【鉴别诊断】随着产前超声诊断技术不断发展,已能在产前筛查出多数胎儿唇腭裂畸形,但由于腭的位置较深,并受牙槽骨的影响,超声诊断腭裂仍有一定难度。MRI 诊断唇腭裂有一定优势,不受孕周、羊水量、胎儿体位、骨骼影响,可精确进行多切面的扫描,可以作为超声的有效补充和明确诊断手段,避免漏诊。

第四节
小下颌畸形

【临床病史】孕妇 29 岁,临床孕周约 30 周。

【产前检查】B 超:胎儿下颌发育不良,羊水多,建议 MRI 检查注意观察胎儿喉部结构(图 3-4)。

【影像解析】胎儿小下颌畸形(micrognathia)是由于各种原因导致的胎儿下颌骨发育不良,表现为下颌骨短小、颏后缩,下唇比上唇靠后。由于下颌的严重后缩或缺失,导致新生儿胎舌阻碍上颌骨与口腔的空间,具有呼吸窘迫及窒息的高风险[13],严重

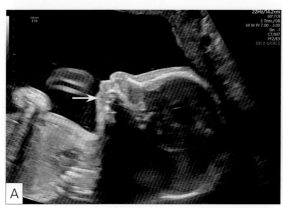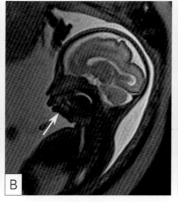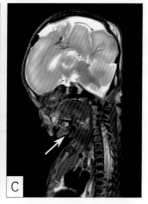

图 3-4　胎儿小下颌畸形

A. 胎儿彩超面部矢状切面显示小下颌(箭)。B、C. MRI T2-haste 矢状位、标本 T2WI 矢状位,胎儿下颌短小,内收(箭),
舌体位于口腔后部、口咽及喉咽腔,舌根后坠,局部咽腔较狭窄,鼻咽腔显示欠规则(提示 Pierre Robin 综合征可能)

者可致新生儿死亡。胎儿小下颌畸形是一种面部畸形,发病率约为 1/1 600[14],与多种遗传综合征及染色体异常相关,如 Robin 序列征、18 三体、13 三体等[13]。下颌短小是指下颌骨发育短小,其前后径及左右径减小,明显低于同孕龄正常胎儿,颏后缩是下颌骨在位置上向后移位。小下颌畸形常合并羊水多,可能与下颌过小或其他结构畸形引起吞咽困难有关[13]。轻微下颌短小可能是正常变异,在常规检查中常被忽略,而明显小下颌畸形病因尚不明确,预后也各不相同[15-16],最严重的小下颌畸形是无下颌(agnathia),下颌骨完全缺失,为致死性畸形,也称为无下颌及耳畸形。

【鉴别诊断】小下颌畸形主要特征性表现为突起上唇及小下颌,胎儿正中矢面上观察可见前额低平,鼻及上唇前凸,而下颌长度明显较正常短小,下唇及下巴的正常"S"形曲线失常,下唇后移,下巴明显后缩,与脖颈部相连,使正常的"S"形曲线变为一小弧形。胎儿下颌畸形由于常合并其他畸形,如 Robin 序列征、无口畸形、前脑无裂、

相对于其他畸形而言,小下颌畸形已被忽略,因此以往对胎儿小下颌畸形重视不足。其中 Robin 序列征主要表现为小下颌畸形、腭裂及气道阻塞综合征[17]。小下颌畸形也可合并小耳畸形及双耳低位,耳畸形的预后取决于合并其他畸形的严重程度[18]。三维超声及 MRI 的广泛应用,可更好显示胎儿颜面部和耳郭形态、位置、大小及周围结构关系,提供更多诊断信息。

第五节
甲状舌管囊肿

【临床病史】男孩 7 岁,发现咽喉部包块 3 个月。

【影像解析】甲状舌管囊肿(thyroglossal duct cyst,TDC)是颈部常见的一种先天畸形,可发生于舌盲孔至胸骨上切迹之间颈中线的任何部位,但 10%~24% 的患者囊肿可稍偏向一侧[19,20]。甲状舌管囊肿起源于甲状腺原基,甲状腺原基在胚胎第 4 周末形成

开始在原始咽底正中处向颈下方生长,在颈前发育成甲状舌管,此管上止于舌盲孔(口腔舌根部),向下发育成甲状腺,正常情况下到胚胎第6周此管开始萎缩退化,如若在第10周此管由于各种原因没有完全消失而成为长短不一的残留管状组织,则可导致在颈前部正中甲状腺下降途径的任何部位形成甲状舌管囊肿[21]。甲状舌管囊肿的MRI表现为颈前正中自舌盲孔至胸骨颈静脉切迹之间任何部位的囊性占位,当囊内液体为清亮稀薄物质时则表现为长T1长T2信号,其内信号较均匀,壁较薄,偶可见分隔;当囊内多为黏稠或胶冻样物质时,T1WI可呈稍高或高信号,囊肿常呈典型的近圆形或椭圆形

(图3-5),但当合并感染或形成瘘时,囊内物质外流,则囊肿形态不规则。甲状舌管囊肿一般以手术治疗为主。

【鉴别诊断】典型的甲状舌管囊肿的诊断并不困难,需与颈前异位甲状腺、鳃裂囊肿、喉囊肿、皮样囊肿、颈部水囊状淋巴管瘤等鉴别,颈前异位甲状腺与甲状舌管囊肿发生部分相似,可呈囊性或囊实性肿块,MRI平扫实性部分可与正常甲状腺信号一致;鳃裂囊肿以第二鳃裂囊肿最为常见,好发于颈前三角区,不随吞咽运动;喉囊肿分为气囊肿和黏液囊肿,喉囊肿时大时小,变化较快,用手挤压可变小,MRI可显示气体信号影;皮样囊肿可发生舌骨周围,但以舌

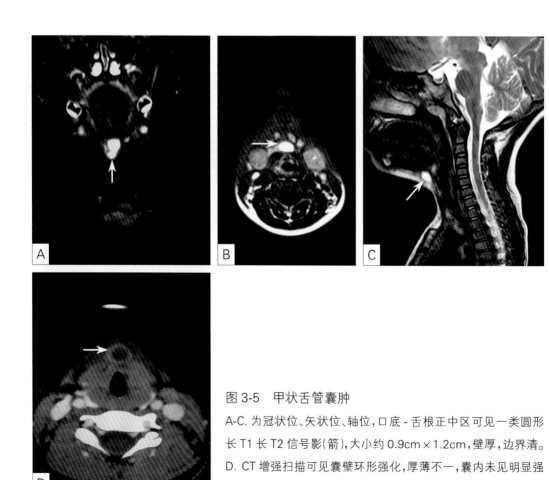

图3-5 甲状舌管囊肿
A-C. 为冠状位、矢状位、轴位,口底-舌根正中区可见一类圆形长T1长T2信号影(箭),大小约0.9cm×1.2cm,壁厚,边界清。
D. CT增强扫描可见囊壁环形强化,厚薄不一,囊内未见明显强化。术后病理证实为甲舌囊肿

下间隙更常见,不随吞咽运动,囊内可含有角蛋白、皮脂、毛等,脂肪抑制序列呈低信号影。颈部水囊状淋巴管瘤多表现为颈后或颈周围多房囊性肿块,其内见纤细分隔,体积一般较大,向周围组织间隙生长,常同时合并胎儿水肿及胸腹水[22,23]。

第六节
鳃裂囊肿

【临床病史】孕妇31岁,孕周约32+2周。

【产前检查】B超:胎儿颈部囊袋样结构,建议MRI检查(图3-6)。

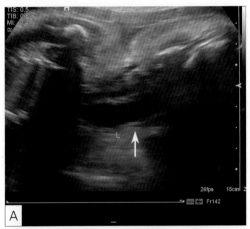

图3-6 胎儿鳃裂囊肿

A.胎儿彩超颈部冠状切面示左侧颈部囊性包块(箭)。B-D.胎儿产前MRI T2-haste矢、冠、轴位。E-G.胎儿出生后2天T2WI矢、冠、轴位;胎儿颈部可见长条状T2高信号影(箭),范围约4.2cm×1.3cm,呈囊袋样扩张。生后5天手术证实为左颈部鳃裂囊肿,术中抽出黄绿色脓液20ml

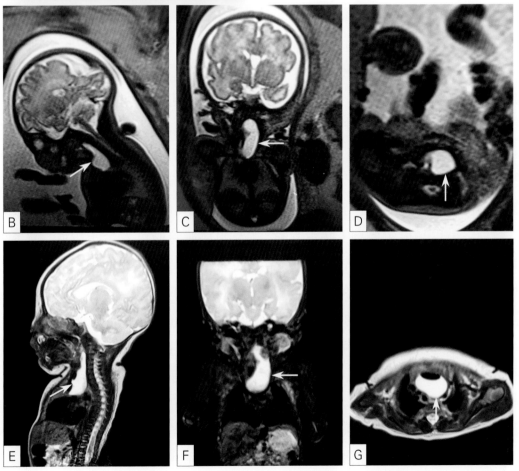

【影像解析】鳃裂囊肿（branchial cleft cyst）是胚胎残余上皮组织形成的囊肿，按照不同发生部位可分为第一、二、三、四鳃裂囊肿[24]，病变大多位于颈前三角区，其中第二鳃裂囊肿最为常见，占90%~95%[25]，常位于颈前三角区，文献报道[26]第一、三、四鳃裂囊肿甚为罕见，但在颈后三角囊性病变中第三鳃裂囊肿仅次于淋巴管囊肿。鳃裂囊肿影像表现多为椭圆形、边界清楚的囊性肿块，囊内信号均匀，多无分隔，壁薄而光滑，在MRI上囊内液体呈均匀长T1长T2的水样信号，但囊肿合并感染、囊内液体黏稠、蛋白质含量高或含有胆固醇结晶时T1WI可表现为高信号。鳃裂囊肿合并感染时囊壁增厚且显著强化，同时可伴有周围炎性改变，囊肿周围间隙消失、边界模糊等。胎儿MRI能够为临床提供囊肿与气道关系信息，当显示气道明显受压时提示临床需在胎儿娩出前作好准备，并通过产后立即手术、气管插管或介入治疗等方法对囊肿进行解除或减压，即时解除囊肿对气管造成的压迫，避免呼吸道梗阻症状的出现[27-29]。

【鉴别诊断】鳃裂囊肿需与其他颈部先天性囊性疾病相鉴别，主要有甲状舌管囊肿、囊性淋巴管瘤、食管闭锁、先天性喉囊肿。甲状舌管囊肿是甲状舌管在胚胎时发育障碍或退化不全而存留下来的，在颈正中线自舌根盲孔到胸骨上切迹之间的任何部位形成囊肿，主要位于颈中线或略偏一侧，一般较小，鳃裂囊肿多位于一侧。甲状舌管囊肿发生在胎儿期少见，而鳃裂囊肿在胎儿期相对多见；囊性淋巴管瘤多位于颈后三角区，一般较大，单房或多房，呈分隔状，

壁较厚，有向周围结构间隙生长的特点；有的研究认为[30]，淋巴管瘤位置较表浅，多位于皮下，而鳃裂囊肿位置相对较深，多位于软组织深面。食管闭锁中近端食管囊肿样扩张的食管闭锁需与鳃裂囊肿鉴别，食管闭锁的囊性回声可随孕周逐渐增大，形态大小可随胎儿吞咽运动而变化，多伴发胃泡不显示或显示较小及羊水过多等征象[31]。喉囊肿在胎儿期，多位于气管的上方，形态规则、大小固定，是一类罕见的上呼吸-消化道畸形。

第七节
颈部血管瘤

【临床病史】孕妇，28岁，临床孕周24周。

【产前检查】B超：左侧面颊及局部高回声肿块，血管瘤可能，建议MRI检查（图3-7）。

【影像解析】血管瘤（hemangioma）多为良性肿物，可发生在身体的许多部位，面部及颈部血管瘤可发生于皮肤、颊部、颅骨表面的软组织及颈部软组织，瘤体可深达皮肤深层或皮下组织。胎儿时期多数血管瘤不易被产前超声所发现，大部分血管瘤在出生后才被发现[32]，能被产前超声检查出的血管瘤常为海绵状血管瘤，且范围较大。胎儿颈部血管瘤可表现为囊实性或实性包块，其内可见多条血流信号。典型血管瘤表现为软组织肿块，血管瘤存在自然消退现象。

【鉴别诊断】胎儿颈部血管瘤应与颈

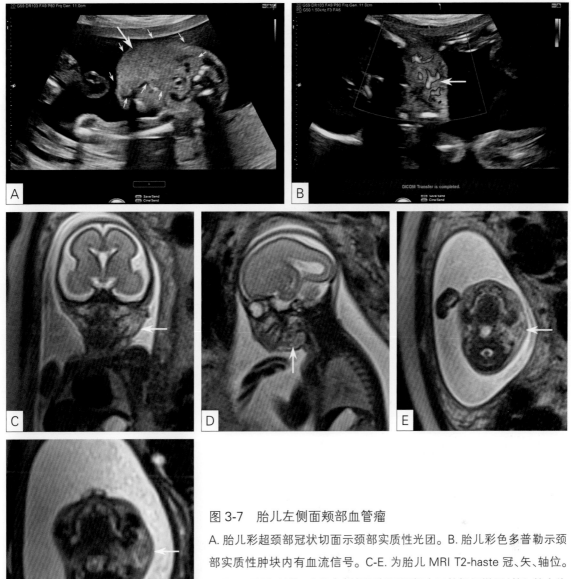

图 3-7　胎儿左侧面颊部血管瘤

A. 胎儿彩超颈部冠状切面示颈部实质性光团。B. 胎儿彩色多普勒示颈部实质性肿块内有血流信号。C-E. 为胎儿 MRI T2-haste 冠、矢、轴位。F. True FISP 轴位；胎儿左侧颌面部及颈部皮下软组织增厚（箭），其内信号欠均匀，病灶向上延伸至眼眶下缘水平，向下延伸锁骨上缘水平，向内延伸气管及食管旁，最大截面大小约 3.4cm×2.1cm×2.8cm，局部边界欠清

部淋巴管瘤、颈部畸胎瘤、胎儿甲状腺肿大、脑膜膨出及脊柱裂等相鉴别。颈部淋巴管瘤内部为囊性包块，为囊性蜂窝状或多房囊性结构，囊内无血流信号。胎儿颈部畸胎瘤也多为良性肿瘤，瘤体基底部较宽，多为囊实性包块，常伴有钙化。甲状腺肿大多为双侧对称性，体积较小。脑膜膨出颅骨有缺损。高位脊柱裂可见脊柱连续性中断。

第八节
颈部畸胎瘤

【临床病史】孕妇 31 岁，临床孕周约 32 周。

【产前检查】B 超：胎儿左侧颈部耳后混合性包块，起源性质待定，建议 MRI 检查（图 3-8）。

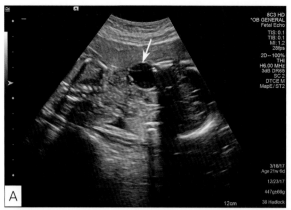

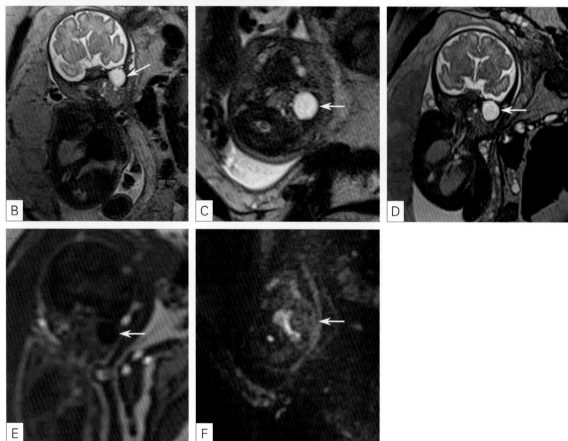

图 3-8 胎儿左颈部畸胎瘤

A. 胎儿彩超颈部冠状切面示左侧颈部囊性包块（箭）。B、C. MRI T2-haste 冠状位、轴位。D、E. 为 True FISP、T1 冠状位。F. 为 DWI，胎儿左颈部见囊实性肿块影（箭），大小约 4.5cm×3.1cm×2.6cm，病灶上缘达外耳郭水平，下缘至胸廓入口水平，向内推压咽腔结构、左侧咽隐窝消失，其内见多个长 T2 囊性结构，较大的囊大小约 1.7cm×1.8cm，DWI 扫描病灶实性部分弥散受限

【影像解析】畸胎瘤（teratoma）是由 3 种原始胚层演变而来的胚胎性肿瘤，新生儿畸胎瘤发病率约为 1∶40 000~1∶20 000[33]。可发生于身体任何部位，常见于骶尾部及性腺，颈部畸胎瘤仅占 3%~5%[34]。颈部畸胎瘤易引起呼吸道梗阻，需要及时手术切除。畸胎瘤有成熟、未成熟及恶性三种类型。成熟型畸胎瘤属良性肿瘤，临床多见[35]；恶性畸胎瘤是指瘤组织中含有恶性成分，不成熟组织比重越大，恶性程度越大；未成熟畸胎瘤介于两者之间，组织成分多样，分化程度不一，病理级别由其内未成熟神经上皮细胞含量多少来判定[36]。畸胎瘤成分复杂，MRI 表现多样，囊性部分信号均一，实性部分信号混杂，散在骨化、脂肪样信号灶。胎儿畸胎瘤易伴发其他器官发育畸形，如无脑畸

形、十二指肠闭锁、脊柱裂等,因此还需注意其他器官有无发育畸形。颈部畸胎瘤若不治疗病死率高,但积极手术,预后良好。

【鉴别诊断】胎儿颈部畸胎瘤需与颈部囊性淋巴管瘤、甲状舌管囊肿、鳃裂囊肿、甲状腺肿大等相鉴别。颈部囊性淋巴管瘤是胎儿颈部最常见的病变,胎儿颈部畸胎瘤与囊性淋巴管瘤最大区别在于囊性淋巴管瘤内部多为囊性成分,一般无实体部分,且囊性淋巴管瘤在组织间隙中爬行生长;甲状舌管囊肿为颈中线或中线旁肿块,位于舌骨前、后方或舌骨内,沿甲状管走行;鳃裂囊肿多发生在颈前三角区,第三鳃裂多发生在颈后三角区,且多为单发,以上病变一般均无实体部分。甲状腺肿大横断面表现为胎儿颈部两侧对称的均质信号。

第九节
颈部淋巴管瘤

【临床病史】孕妇33岁,临床孕周25周。

【产前检查】B超:胎儿耳后至头颈部无回声,淋巴管瘤可能,建议MRI检查(图3-9)。

【影像解析】淋巴管瘤为淋巴系统少见的先天性肿瘤样畸形,并非真正的肿瘤,瘤体由增生、扩张及结构紊乱的淋巴管组成。胎儿颈部水囊状淋巴管瘤(nuchal cystic

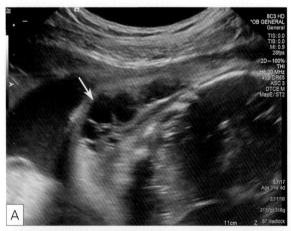

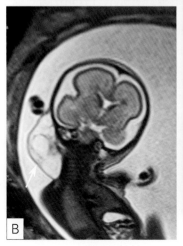
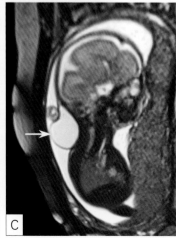
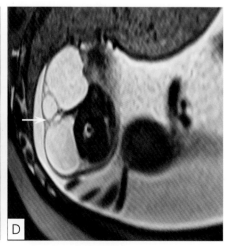

图 3-9 胎儿颈部淋巴管瘤

A. 胎儿彩超颈部冠状切面示右侧颈部多房囊性肿块(箭)。B-D. 胎儿产前冠、矢、轴位,胎儿右侧耳后面部至右颈部见一囊状长 T1 长 T2 信号影(箭),最大径约 6.4cm×4.1cm×2.0cm,边界清楚,囊内可见细小分隔,向右侧颈部皮下软组织间隙延伸,下缘至胸廓入口平面,咽喉部结构及气管食管尚未见明显受压。出生后病理证实为淋巴管瘤

hygroma，NCH）是胎儿颈部最常见的异常，在出生的婴儿中发病率约为 0.7%[37]，在进行产前诊断的高危妊娠妇女中，其发病率可高达 6.8%[38]。胎儿 NCH 的基本病变是颈部的囊性包块，影像上可分为无分隔和有分隔两种类型，无分隔的 NCH 主要表现为单房囊性包块，多位于颈部两侧，体积较小；有分隔的 NCH 表现为多房囊性包块，不对称，可呈圆形或椭圆形，壁厚，分隔薄而光滑，其内为均匀液体信号。NCH 常伴有胎儿水肿[23,39]，部分胎儿伴有胸水、腹水和心包积液等。对于产后新生儿，由于水囊瘤病灶可向周围发展并有不断发展的趋势，一般尽早手术，若手术难度大也可采用局部介入抽吸注射药物治疗。

【鉴别诊断】 淋巴管瘤在组织间隙中"爬行生长"是其最具有特征性的表现，胎儿颈部水囊状淋巴管瘤主要与颈部畸胎瘤、胎儿甲状腺肿大、胎儿血管瘤、甲状舌管囊肿、鳃裂囊肿相鉴别，另外还需与颅骨缺失伴脑脊膜膨出、高位脊柱裂鉴别。胎儿囊性畸胎瘤多起源于甲状腺，常位于颈前方或稍外侧方，向上可延伸至面部，以实性为主，伴有囊性部分，而 NCH 肿块内一般无实性部分；甲状腺肿大相对较小，横断面表现为胎儿颈部两侧对称的均质信号，NCH 多表现为单侧；胎儿血管瘤常为海绵状血管瘤，瘤体可深达皮肤深层或皮下组织，瘤内有明显扩张的静脉窦，可表现为实性肿块，部分内有囊性水样信号，彩色多普勒可探及其内血流信号。鳃裂囊肿多发生在颈前三角区（第三鳃裂多发生在颈后三角区），多为单发，无间隙生长特征。甲状舌管囊肿为颈中线或中线旁

肿块，位于舌骨前、后方或舌骨内，沿甲状管走行。脑膜膨出颅骨有缺损；高位脊柱裂可见脊柱连续性中断，横断面椎体呈"U"形或"V"形裂开。

（湖北省妇幼保健院　丁慧云　夏风）

参 考 文 献

[1] 焦阳，林琪，陈立新，等. 产前超声诊断胎儿眼部畸形的价值[J]. 中国产前诊断杂志（电子版），2008；1（2）：27-29.

[2] 朱军，王艳萍，周光萱. 1988—1992 年全国无眼及小眼畸形的检测[J]. 中华眼科杂志，2000；36（2）：141-144.

[3] Abouzeid H，Boisset G，Favez T，et al. Mutations in the SPARC-related modular calcium-binding protein 1 gene，SMOCI cause waardenberg anophthalmia syndrome [J]. Am J Hum Genet，2011；88：92-98.

[4] Okada I，Hamanoue H，Terada K，et al. SMOCI is essential for ocular and limb development in humans and mice [J]. Am J hum Genet，2011；88：30-41.

[5] Nishimura Y. Embryological study of nasal cavity development in human embryos with reference to congenital nostril atresia [J]. Acta Anatom，1993；147（3）：140-144.

[6] 傅娟，李胜利，文华轩. 胎儿鼻畸形产前超声诊断[J]. 中国妇幼保健，2005；12（20）：1509-1511.

[7] Wang G，Shan R，Zhao L，et al. Fetal cleft lip with and without cleft palate：comparison between MR imaging and US for prenatal diagnosis [J]. European Journal of Radiology，2011；79：437-442.

[8] Manganaro L，Tomei A，Fierro F，et al. Fetal MRI as a complement to US in the evaluation of cleft lip and palate [J]. Radiol Med，2011；116：1134-1148.

[9] Bekiesiska-Figatowska M，Brgoszewska H，Romaniuk-Doros zewska A，et al. The role of magnetic resonance imaging in the prenatal diagnosis of cleft

lip and palate [J]. Dev Period Med,2014;18:27-32.

[10] Abramson ZR,Peacock ZS,Cohen HL,et al. Radiology of cleft lip and palate:imaging for the prenatal period and throughout life [J]. Radiographics,2015;35:2053-2263.

[11] Resnick CM,Estroff JA,Kooiman TD,et al. Pathogenesis of cleft palate in Robin sequence: observations from prenatal magnetic resonance imaging [J]. J Oral Maxillofac Surg,2018;76: 1058-1064.

[12] Dabadie A,Quarello E,Degardin N,et al. Added value of MRI for the prenatal diagnosis of isolated orofacial clefts and comparison with ultrasound [J]. Diagn Interv Imaging,2016;97: 915-921.

[13] Rotten D,Levaillant J,Martinez H,et al. The fetal mandible:a 2D and 3D sonographic approach to the diagnosis of retrognathia and micrognathia [J]. Ultrasound in Obstetrics & Gynecology,2002;19 (2):122-130.

[14] Vettriano IM,Bronsteen RA. Clinical outcome of fetuses with sonographic diagnosis of isolated micrognathia [J]. Obstetrics & Gynecology, 2003;102(10):801-805.

[15] 李胜利,罗国阳. 胎儿畸形产前超声诊断学 [M].2版.北京:科学出版社,2015:721-736.

[16] 陈综英,李胜利,欧阳淑媛,等. 胎儿小下颌畸形产前超声诊断[J]. 中华超声影像学杂志,2004;13(12):919-921.

[17] 林晶,张依纯,叶楚原,等. Pierre-Robin 综合征儿童临床特征及睡眠呼吸紊乱分析[J]. 温州大学学报,2018;1(48):34-37.

[18] 王娟,白灵子. 超声诊断小下颌伴左耳小耳并双耳位低畸形 1 例[J]. 中国产前诊断杂志(电子版),2013;5(1):39-40.

[19] Madana J,Yolmo D,Saxena SK,et al. True thyroglossal fistula [J]. Laryngoscope,2009;119 (12):2345-2347.

[20] Dedivitis RA,Camargo DL,Peixoto GL,et al.

Thyroglossal duct:a review of 55cases [J]. J Am Coll Surg,2002;194(3):274-277.

[21] 周康荣. 胸部颈面部 CT [M]. 上海:上海医科大学出版社,1996:265.

[22] Basgul A,Güdücü N,Kavak ZN,et al. Three fetuses karyotypedas Turner syndrome with cystic hygroma developing hydrops:progn-osis and outcome [J]. Clin Exp Obstet Gynecol,2007;34 (3):182-184.

[23] Bekker MN,vanden Akker NM,deMooij YM,et al. Jugular lym-phatic maldevelopment in Turner syndrome and trisomy 21:different anomalies leading to nuchal edema [J]. Reprod Sci,2008; 15(3):295-304.

[24] Schroeder JW Jr,Mohyuddin N,Maddalozzo J. Branchial anomalies in the pediatric population [J]. Otolaryngol Head Neck Surg,2007;137(2):289-295.

[25] 王刚,徐泽宇,唐翔宇. 鳃裂囊肿 CT、MRI 表现及鉴别诊断[J]. 江西医药,2015;50(9):964-965.

[26] Gaddikeri S,Vattoth S,Gaddikeri RS,et al. Congenital cystic neck masses:embryology and imaging appearances,with clinicopathological correlation [J]. Curr Probl Diagn Adiol,2014;43 (2):55-67.

[27] Laje P,Howell LJ,Johnson MP,et al. Perinatal management of congenital oropharyngeal tumors: the exutero intrapartum treatment approach [J]. Journal of Pediatric Surgery,2013;48(10):2005-2010.

[28] Barthod G,Teissier N. Fetal airway management on placental support:limitations and ethical considerations in seven cases [J]. J Obstet Gynaecol,2013;33(8):787-794.

[29] Moldenhauer JS. Exutero intrapartum therapy [J]. Semin Pediat Surg,2013;22(1):44-49.

[30] 刘云,吴娟,王新霞等. 胎儿鳃裂囊肿产前超声影像分析及预后的临床研究[J]. 中国妇幼保健,2014;14(29):2269-2271.

［31］胡静怡,邓学东.胎儿食管闭锁产前超声诊断分析[J].中华医学超声杂志,2011;8(4):755-760.

［32］Sundine MJ,Wirth GA. Hemangiomas:an overview [J]. Clinical Pediatrics,2007;46(3):206-221.

［33］Berge SJ,VonLindern JJ,Appel T,et al. Diagnosis and management of cervical teratomas [J]. Br J Oral Maxillofac Surg,2004;42(1):41-45.

［34］Hasiotou M,Vakaki M,Pitsoulakis G,et al. Congenital cervical teratomas [J]. Int J Pediatr Otorhinolaryngol,2004;68(9):1133-1139.

［35］郭丽萍,李文菲,牛晨,等.脊髓内畸胎瘤的MRI特点及鉴别诊断[J].实用放射学杂志,2016;32(2):307-309.

［36］冯立新.235例卵巢畸胎瘤临床病理分析[J].陕西肿瘤医学,2009;17(7):1319-1320.

［37］Gedikbasi A,Gul A,Sargin A,et al. Cystic hygroma and lymphangioma:associated findings,perinatal outcome and prognostic factor-s in live-born infants [J]. Archives of Gynecology & Obstetrics,2007;86(12):1442-1446.

［38］Papp C,Ban Z. Prenatal sonographic finding in 207 fetuses with trisomy 21 [J]. European Journal of Obstetrics & Gynecology & Reproductive Biology,2007;1332(2):186-190.

［39］Basgul A,Güdücü N,Kavak ZN,et al. Three fetuses karyo-type-d as Turner syndrome with cystic hygroma developing hydrops:prognosis and outcome [J]. Clin Exp Obstet Gynecol,2007;34(3):182-184.

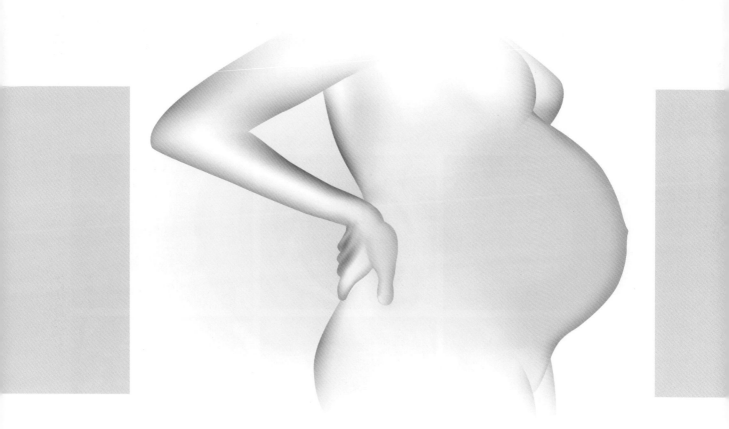

第四章

胸　部

第一节
肺囊性腺瘤样畸形

【临床病史】孕妇,28 岁,孕 1 产 0,妊娠 21 周(图 4-1)。

【产前检查】B 超:胎儿右侧胸腔可见 3.8cm×2.3cm 的稍高回声,内回声不均,内可见多个小的无回声,可见肺动脉供血。

【影像解析】先天性囊性腺瘤样畸形 (congenital cystic adenomatoid malformation, CCAM)又称先天性肺气道畸形,是比较少见的支气管-肺发育不良疾病,约占所有先天性肺部畸形的 1/4。其病理特征是由于末梢支气管呈腺瘤样过度增生,从而导致肺泡的

发育不良[1-3]。Stocker 等人[4]根据临床及病理将 CCAM 分为 3 型并沿用至今。CCAM 基于组织形态学可分为三型:Ⅰ型,由单个或多个大小不等的囊腔组成,其中至少一个囊腔直径 >2cm;Ⅱ型由多数直径 1~2cm 的薄壁小囊组成,类似蜂窝状改变;Ⅲ型,由实质性肿块或无数微囊组成[5]。因产前含液囊肿大小与产后充气囊肿大小可不一致,产前难以依据含液囊肿大小来准确区分产后分型,同时产前充液囊肿的大小也可能随孕周而发生改变,故产前将Ⅰ型和Ⅱ型 CCAM 统称为大囊型 CCAM,将Ⅲ型 CCAM 称为微囊型 CCAM 相对合理。大部分 CCAM 患者预后良好,即使纵隔发生移位,预后也较

产前行胎儿 MRI 检查,产后行胸部增强 CT 检查

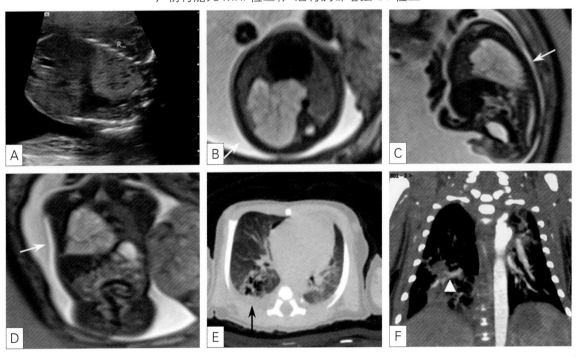

图 4-1　肺囊性腺瘤样畸形

A. 孕 21 周,胎儿右肺肿块,产前超声示胎儿胸部冠状切面,右肺大,回声强,多个无回声。B-D. 产前 MRI HASTE 序列横轴位、矢状位、冠状位示胎儿右肺下叶可见不规则长 T2 信号肿块(白色箭),内部信号不均匀,以高信号为主,内可见囊状更高信号灶。右肺体积大,纵隔受压左移。E、F. 产后胸部增强 CT 平扫检查示右肺下叶可见混杂密度灶,内可见多发囊状低密度影(黑色箭)。增强扫描可见肿块轻度强化,病灶主要由肺动脉供血(三角形)

好[6]。孕期期间检查示平均在孕(21.5±4.3)周发现胎儿患有CCAM[7]。通过产前超声随访胎儿肺部病灶,发现部分病灶在孕26周达到生长平台期,部分病灶可随着孕周增加逐渐变小甚至消失[8]。胎儿期Ⅰ型和Ⅱ型CCAM在产前SSFSE序列上主要表现为单发或多发大小不等囊性或囊实性高信号影。Ⅲ型CCAM产前主要表现为均匀实性高信号影。当肿块较大时,纵隔及大血管等结构受压,影响胎儿血液循环,进而造成胎儿水肿。而目前比较认可的预后不良因素包括大病灶、双肺累及和水肿[9-13]。病灶体积的定量检测有助于预测水肿的进展及不良结果,包括肿块与胸部比率大于0.56[12]或肿块体积比率(cystic volume ratio,CVR)大于1.6[13]。对于非水肿胎儿,期待处理是比较合适的;而水肿胎儿的存活可能只有通过胎儿期干预得以提升[12]。

【鉴别诊断】主要与肺隔离症、先天性大叶性肺气肿以及支气管闭锁鉴别。肺隔离症在MRI上可表现为囊性、囊实性或均匀实性高信号影,主要发生于双肺下叶,以左肺下叶后基底段多见,有时可见于膈下。其主要特征为病灶由体循环动脉供血。肺隔离症又分为叶内型和叶外型,叶内型一般由肺静脉引流,叶外型由下腔静脉或奇静脉引流。大部分肺隔离症在SSFSE序列中可以观察到来自体循环动脉的低信号供血血管,少部分难以观察到的可以结合产前彩超检查。而CCAM由肺动脉供血,可发生于双肺的各个部位,与肺隔离症较好鉴别。先天性大叶性肺气肿与Ⅲ型CCAM难以鉴别,两者甚至很难从病理学上加以区

别。产前MRI均表现为均匀实性高信号影。产后CT检查可以明确诊断从而鉴别。支气管闭锁MRI表现为在异常增大、信号异常增高的病肺肺门侧出现高亮信号的囊腔影,囊腔的长轴沿支气管方向,形态不规则可见分叉,从而与CCAM相鉴别。但当外周型支气管闭锁囊腔较小较圆时,鉴别上会变得困难。

第二节
肺隔离症

【临床病史】孕妇,28岁,妊娠25周。

【产前检查】B超:胎儿右侧胸腔可见右肺体积增大,右下肺可见范围约3.8cm×4.6cm×3.3cm稍高回声,内可见胸主动脉供血,肺静脉回流(图4-2)。

【影像解析】肺隔离症(pulmonary sequestration,PS),又称支气管肺隔离症(bronchpulmonary sequestration,BPS),是一种较少的胎儿先天性畸形疾病,占胎儿肺部畸形发生率的0.15%~6.4%[14],是指由体循环来源血管作为供血动脉的一部分胎肺发育不良、无气体交换功能且与正常肺组织隔离的肺组织病变。胚胎发育时期,部分肺组织与正常肺叶分离,供血动脉可来自主动脉或其主要分支,除此以外还可来自肋间动脉、胸廓内动脉等[15,16]。由于来自体循环的血氧含量与来自肺循环的血氧含量完全不同,导致该段肺组织发育异常,失去正常功能[17,18]。肺隔离症作为一种先天畸形,在胎儿期早期诊断对出生后的干预有重要意

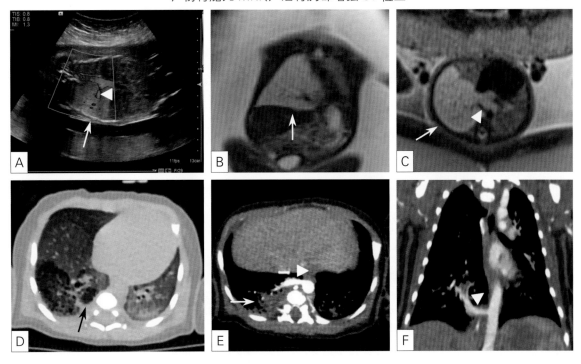

图 4-2　肺隔离症

A. 产前超声检查示胎儿右肺下叶肿块(白色箭)。胎儿胸部冠状切面,胎儿右肺占位由胸主动脉分支供血(三角形)。
B、C. 胎儿 MRI 冠状位、横轴位可见胎儿右肺体积增大,右肺下叶可见混杂信号肿块影(白色箭),以 T2 高信号为主,
并可见胸主动脉分支供血(三角形)。D. 产后胸部 CT 肺窗示胎儿右肺下叶可见混杂密度影,内可见多发囊状低密
度影(黑色箭)。E、F. 产后胸部 CT 增强横轴位、冠状位示右肺下叶病灶(白色箭)由胸主动脉供血(三角形)

义[17]。根据按有无单独脏层胸膜将其分为叶内型及叶外型[16]。胎儿期 PS 以叶外型多见,叶外型 PS 根据病变位置分为膈上型及膈下型,以左肺下叶多见[19]。肺隔离症在 T2WI 上表现病灶所在肺叶体积增大,并可见稍高信号肿块影,其信号强度高于正常肺组织信号而低于羊水信号,故病灶边界显示清晰。大部分病灶在 T2WI 上可显示出起源于体循环的低信号供血血管,从而明确诊断(图 4-2)。MRI 可以显示出肺隔离症病灶的大小、与邻近结构的关系、残肺的体积大小等信息,有助于判断胎儿肺隔离症的预后[20,21]。不伴有积液的 PS 胎儿预后较好,有些病例到妊娠期后 3 个月

病变可自然消退[22]。伴有胸腔积液的 PS 以及Ⅲ型囊实性肺囊腺瘤围生期病死率为 100%[11,23]。

【鉴别诊断】肺隔离症应与先天性膈疝、CCAM 及腹腔肿块等鉴别。先天性膈疝:MRI 冠状面和矢状面能同时显示胎儿胸腹部结构,一方面可以观察胎儿膈肌是否连续,另一方面 MRI 具有良好的软组织分辨率,并且可清楚分辨不同组织。不同脏器在 MRI 上其信号存在差别,如胎儿肺部在 T2WI 上表现为中等稍高信号;胎儿肝脏 T1WI 为中等信号,T2WI 为稍低信号;胃及十二指肠在 T2WI 上为高信号;胎儿结肠由于含有胎粪而在 T1WI 上呈高信号等等。

通过这些信号差别可以较容易地将两者进行区分。CCAM：不同分型的 CCAM 其 MRI 表现为肺内囊泡状结构或囊实性结构，病灶可出现于任何肺叶，其供血血管来自肺循环，因此鉴别重点是要确定其供血来源。发生在下叶的实质型 CCAM 不易与肺隔离症进行区分。膈下型肺隔离症需与腹腔肿块相鉴别，包括肾上腺血肿、囊肿及神经母细胞瘤等，其中肾上腺出血可表现为肾上腺局部 T1WI 高信号。神经母细胞瘤多见于右侧，形态较不规则，信号均匀或不均匀，可多部位发生；肾上腺囊肿可出现与隔离肺类似的信号，但肺隔离症多见于左侧并可以找到体循环供血，并且正常肾上腺可显示。

第三节
过度膨胀综合征

【临床病史】孕妇，27 岁，孕 2 产 0，妊娠 23 周。

【产前检查】超声示：胎儿左肺下方可见一大小约 3.3cm×2.1cm×4.8cm 稍高回声，边界清晰（图 4-3）。

【影像解析】先天性肺叶性肺气肿（congenital lobar emphysema，CLE），也称作先天性肺过度膨胀（congenital lobar overinflation，CLO），是一种以明显呼吸道症状和肺泡组织过度膨胀为表现的罕见肺部发育畸形。在孕期第 3 周，呼吸系统开始发育，如果在此发育过程中出现突变可能就会造成肺实质畸形[24-26]。CLE 是在 1932 年由 Nelson 首次描述，之后于 1951 年由 Robertson 和 James 命名[27,28]。大约 50% 的 CLE 病例准确病因尚不清楚，余下 50% 病例的主要原因是支气管软骨发育不良导致气体滞留，黏膜增殖和反折导致支气管阻塞、外界压迫、感染等[26]。CLE 是新生儿呼吸困难最罕见的原因之一[29]，其 MRI 表现为肺部 T2WI 序列上稍高信号肿块影，信号高于正常肺组织信号，病灶边界清晰。造成信号增高的原因主要是因为肺泡的扩张导致肺泡内液体量的积聚。病变好发于上肺叶，特别是左上肺叶[26]。因为 Ⅲ 型 CCAM 与 CLE 在 MRI 表现大致相同，所以在产前胎儿期鉴别两种病变存在一定困难，但是这也不会产生任何风险。主要是因为在胎儿期暂不需要肺的功能，所有的氧均经脐带由母亲供给，所以也无须胎儿期干预或治疗。CCAM 和 PS 如产前胎儿未发生水肿，出生后大多无呼吸道症状且预后良好[30]。但 CLE 的胎儿通常在出生后第 1 天即发生呼吸道症状，出生 6 个月前有 90% 发生呼吸道症状[31]。如果在产前怀疑 Ⅲ 型 CCAM，需要鉴别 CLE 可能时，产后要及早进行 CT 检查明确诊断，同时更应嘱孕妇在有新生儿重症监护条件的医院分娩，以保证出生后突发呼吸道症状时有条件行呼吸机辅助及抢救。

【鉴别诊断】过度膨胀综合征应该与 CCAM，肺隔离症等相鉴别。Ⅲ 型 CCAM 与 CLE 在 MRI 表现大致相同，MRI 鉴别存在一定困难，而 CCAM 较 CLE 更为常见，但当发现病灶位于上肺叶，表现为均匀稍高信号，且病灶较大时要考虑 CLE 存在的可能。典型的肺隔离症可以发现明显的主动脉供血血管信号，与 CLE 鉴别相对容易。

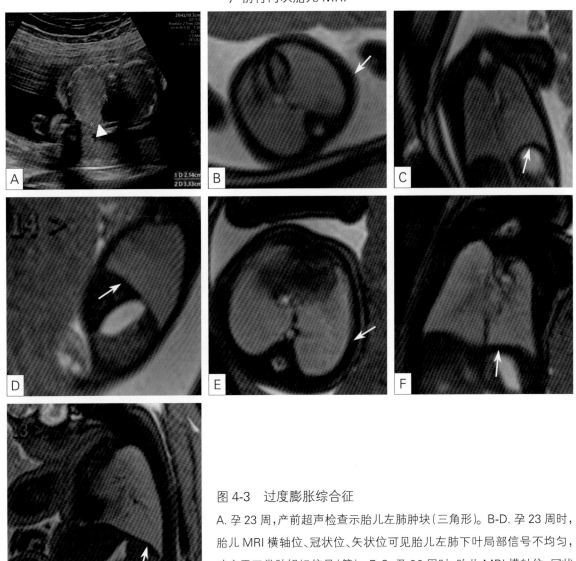

图 4-3　过度膨胀综合征

A. 孕 23 周，产前超声检查示胎儿左肺肿块（三角形）。B-D. 孕 23 周时，胎儿 MRI 横轴位、冠状位、矢状位可见胎儿左肺下叶局部信号不均匀，略高于正常肺组织信号（箭）。E-G. 孕 36 周时，胎儿 MRI 横轴位、冠状位、矢状位示胎儿双肺信号均匀，未见明显异常信号（箭）

第四节
支气管源性囊肿

【临床病史】孕妇，27 岁，孕 1 产 0，孕 23 周。

【产前检查】B 超：胎儿右侧肺尖与胸膜间、右侧支气管上方、喉部下方可见 1.3cm×0.9cm 的无回声，边界清晰，未见明显彩色血流信号，气管未受压（图 4-4）。

【影像解析】支气管源性囊肿（bronchogenic cyst）是胎儿胸部最常见的孤立性囊性病变[17]，多认为是由胚胎 26~40 天期间前肠腹侧肺芽或支气管树分支异常引起的罕见的先天异常[32]。胚胎发育时期及突变可能决定支气管源性囊肿的位置，如果发生在发育早期，就形成纵隔型支气管源性囊肿；而发生在发育晚期则形成肺内型支气管源性囊肿，又称先天性肺囊肿。病灶大

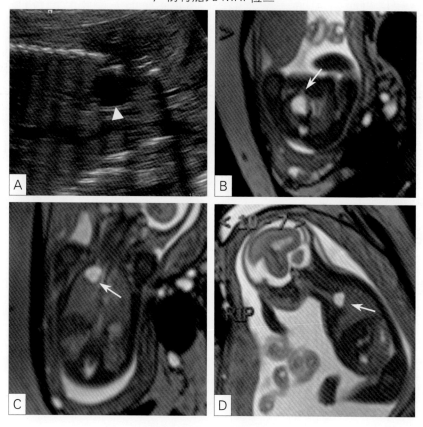

图 4-4　支气管源性囊肿

A. 孕 23 周，产前超声示胎儿胸腔冠状切面示囊状无回声区（三角形），边界清晰。

B-D. 孕 23 周，胎儿 MRI 示横轴位、冠状位、矢状位示胎儿右肺上叶可见一囊状 T2WI 高信号灶（箭），信号尚均匀，边界清晰，气管未见明显受压征象

多数位于纵隔，靠近食管或气管，多位于右侧；病灶位于肺内、胸膜及横膈等部位相对少见[33]。产前 MRI 表现为边界清晰的囊状灶，T1WI 呈低信号，T2WI 呈高信号（图 4-4）；当囊内容物含有黏蛋白或出血成分时，病灶在 T1WI 呈稍高信号，但目前这只见于出生后的病例报道[34]，尚未见于产前病例报道。此外，一些囊肿较大时存在占位效应，造成邻近支气管阻塞，阻塞的肺叶表现为 T2WI 高信号[35]。较小的病灶可以随访观察，病灶增大压迫邻近结构，当造成胎儿水肿，需要及早进行产前评估。

【鉴别诊断】支气管源性囊肿应该与食管重复囊肿、淋巴管瘤、神经肠源性囊肿、肺囊性腺瘤样畸形和隔离肺等鉴别。食管重复囊肿多位于中纵隔或后纵隔，多发生于食管下段的右侧，与食管关系密切，病灶多呈椭圆形或管形，典型表现时倾向于沿食管呈纵向走行；食管囊肿及支气管源性囊肿同属前肠囊肿，当支气管源性囊肿靠近食管时，两者不易鉴别。纵隔淋巴管瘤形态多不规则，沿邻近间隙内生长，当发生于后纵隔者可包绕主动脉。神经肠源性囊肿多位于后纵隔，常合并椎体和椎管异常[36]。

与典型的肺囊性腺瘤样畸形和隔离肺鉴别容易,当病灶紧邻后纵隔且无明显囊泡形成时,需与纵隔支气管源性囊肿相鉴别,支气管源性囊肿多呈圆形,与纵隔关系更为密切,同时病灶内部也没有血管信号穿行等表现。

第五节
肺发育不全

【临床病史】孕妇,27 岁,孕 25 周。

【产前检查】B 超:胎儿左肺显示不清,胎儿心脏向左侧胸腔偏移(图 4-5)。

【影像解析】肺 发 育 不 全(pulmonary hypoplasia,PH)又称肺发育不良。肺发育不良在组织学上的定义是气道分支和肺泡数量的减少[37]。胎儿肺发育不良分为原发性肺发育不良和继发性肺发育不良,原发性肺发育不良比较少见,且原因不明。大多数病例都是继发性肺发育不良,是由于胸内或胸外因素限制肺发育的胸部空间而造成。肺发育不良原因包括羊水过少、膈疝、泌尿系异常、骨骼发育不良、神经肌肉异常等[38,39],

产前行 MRI 检查

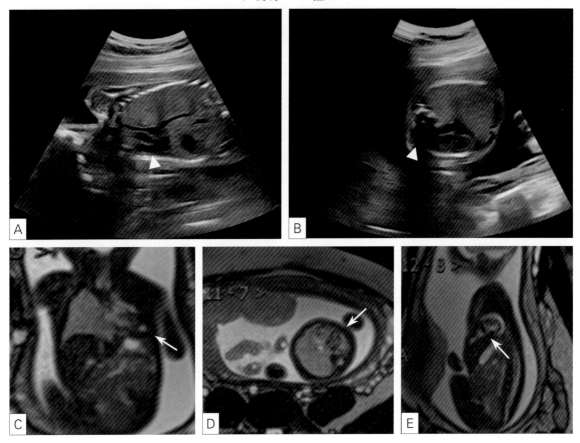

图 4-5　肺发育不全

A. 孕 25 周。产前超声示胎儿胸部冠状切面,左肺显示不清,心脏左偏(三角形)。B. 胸部横轴位示胎儿左肺显示不全(三角形),心脏左偏。C-E. 胎儿 MRI Ture FSIP 序列冠状位、横轴位、矢状位示胎儿右肺体积增大,信号尚均匀,心脏明显向左偏移,左肺未见明显显示(箭)

其中先天性膈疝是最常见的胸内因素。以往文献阐明了胸围与孕龄之间的关系[40]，胸围低于同孕龄正常值的 5% 预示肺发育不良[40]。其他预测肺发育不全的参数包括胸部-躯干长度比低于 0.32[41] 和股骨长度与腹围比值低于 0.16[42]。MRI 可以很好区分先天性膈疝中疝入胸腔的内容物信号；也可以在诊断 CCAM 中显示出肺内多囊性肿块；此外诊断胸腔积液时，可在 T2WI 上发现胸腔内肺周围的高信号等等，这些胎儿胸部畸形都有助于胎儿肺发育不良的诊断。MRI 测量胎儿肺总容积（total lung volume，TLV）可以量化胎儿肺受限制和发育不良的程度，测量胎儿肺信号强度可以量化胎儿肺发育成熟的程度[43]。MRI 能清晰显示双肺边界，并能很好地将肺和周围其他组织或病变区分，从而比较准确测量 TLV，从生长角度预测胎儿肺发育不良程度。肺信号强度的测量可以客观反映肺内液体量及内部组织结构，由于肝脏和肺紧邻，选择胎儿肺-肝信号强度比（lung-liver signal intensity ratio，LLSIR）这一信号强度比而不是肺和其他组织的信号强度比，它可以客观量化评价胎儿肺发育的成熟度[44]。Brewerton 等人[45]和 Keller 等人[46]的结果一致，表明了 LLSIR 对于羊水过少肺发育不良胎儿的肺成熟程度具有一定量化评价意义。联合两者可以全面准确评价胎儿肺发育生长及成熟情况，尽早预测及诊断胎儿肺发育不良。

【鉴别诊断】 肺发育不全一般为其他胸部先天异常引起的相关改变，多为继发性改变，这些胸部畸形多有助于肺发育不良的诊断，无须鉴别。

第六节
先天性膈疝

【临床病史】 孕妇，孕 1 产 0，孕 29^+5 周。

【产前检查】 B 超：胎儿左侧膈肌局部回声中断，部分肠管疝入左侧胸腔，心脏向右侧胸腔移位（图 4-6）。

【影像解析】 先天性膈疝（congenital diaphragmatic hernias，CDH）由于膈肌发育缺陷所导致部分腹腔内容物疝入胸腔的一种先天性畸形，发病率为 1/12 500~1/2 200，通常发生在左侧[47]。多合并有其他系统或脏器畸形，预后效果不好[48]。CDH 的产前诊断主要是基于超声发现，大多数病例都是常规超声扫描中发现，因此诊断 CDH 平均孕龄大约是 22~24 周[49]。当膈肌缺损比较大时，CDH 病例甚至在孕早期诊断，并且其预后不良[50]。MRI 可以从不同平面观察膈肌缺损情况及胎儿胸腹部情况。据膈疝疝入内容物不同产前诊断难易有所不同。膈疝疝入胸腔的腹腔内容物可为胃、小肠、结肠、肝、脾等等。MRI 因为其内容物不同而信号存在差异。小肠和结肠在 MRI 不同序列上表现为管状迂曲走行结构，充满液体的小肠 T1WI 呈低信号，T2WI 呈高信号，而结肠因含胎粪 T1WI 呈高信号、T2WI 呈稍低信号；胃泡表现为囊状 T1WI 低信号、T2WI 高信号；肝脏在 T1WI 呈高信号、T2WI 呈低信号，与胎儿肺组织信号相反，产前 MRI 能明确判断膈疝的肝脏位置[51]（图 4-6）。此外，MRI 可测量 CDH 胎儿肺体积量化评估肺发育不良程度，能产前进一步评估 CDH 胎儿成活率[52]。MRI 胎儿肺体积比成为更准确对左侧[53]和右侧 CDH[21]

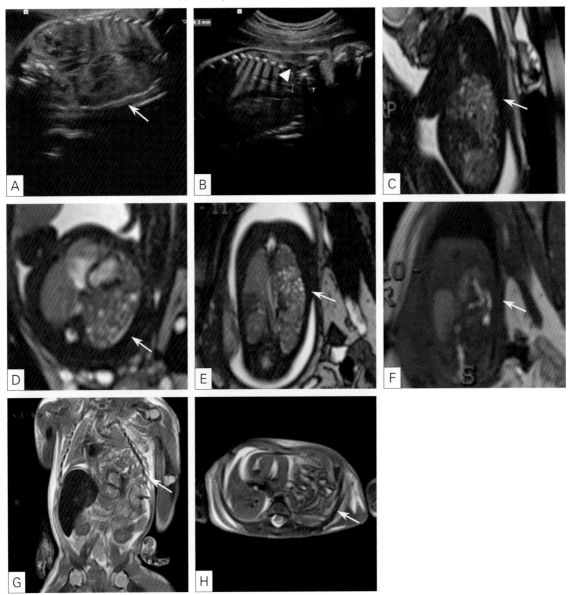

图 4-6　先天性膈疝

A. 孕 29^{+5} 周,产前超声示胎儿胸部冠状位示左侧膈肌连续性中断,部分肠管疝入胸腔(箭)。B. 胸部冠状位示气管受压移位(三角形)。C-E. Ture-FISF 序列胎儿 MRI 矢状位、横轴位、冠状位示胎儿左侧胸腔内可见迂曲 T2WI 高信号肠管影(箭),心脏明显受压右移,左肺受压,信号欠均匀。F. T1WI 冠状位示左侧胸腔可见高信号肠管影(箭)。G、H. 产后尸检 MRI,冠状位、横轴位示部分肠管疝入左侧胸腔内(箭),心脏明显受压右移,左肺体积缩小,信号不均

存活预测的一种方法。

【鉴别诊断】先天性膈疝应该与 PS、CCAM、支气管囊肿、膈膨升等相鉴别。膈膨升 MRI 表现为双肺体积不对称,一侧肺体积缩小,膈肌走行连续,且肺内无异常信号,鉴别相对容易。典型的 CCAM 在 MRI 上表现为明显的稍高信号肿块影,患侧肺体积增大,边界清晰,与腹腔分界明显。膈下型隔离肺 MRI 表现位于肺部 T2WI 稍高信号肿块,且可发现主动脉低信号供血血管影,从

而明确诊断。支气管囊肿 MRI 表现为类圆形 T1WI 低信号，T2WI 高信号，并且其主要位于纵隔内，与肺部分界清晰，位置较胃泡疝入时要高。

第七节
先天性高位气道阻塞综合征

【临床病史】孕妇，孕 23 周。

【产前检查】B 超：双肺体积增大，回声增强，膈肌变平，气管及支气管扩张，向上延伸至喉部。喉部可见一 0.7cm × 0.4cm 低回声。心脏相对缩小（图 4-7）。

【影像解析】先天性高位气道阻塞综合征（congenital high airway obstruction syndrome，CHAOS）是指因胎儿气道完全或接近完全阻塞而引起的十分少见的综合征。1994 年由 Hedrick 等人[54]命名，常伴有致命的结局。其病因多样，多数为先天发育畸形，也

产前 MRI 检查及引产后标本检查

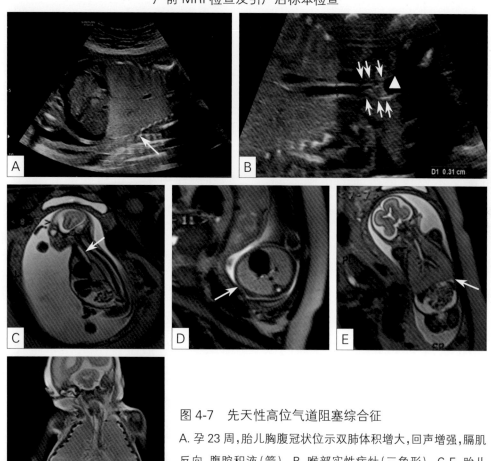

图 4-7　先天性高位气道阻塞综合征
A. 孕 23 周，胎儿胸腹冠状位示双肺体积增大，回声增强，膈肌反向，腹腔积液（箭）。B. 喉部实性病灶（三角形）。C-E. 胎儿 MRI 矢状位、横轴位、冠状位示双肺体积明显增大，双肺信号增高，心脏缩小，双侧膈肌反向。气管支气管稍增粗，腹腔积液（箭）。F. 引产后尸检 MR 示双肺体积增大，双肺信号增高，双侧膈肌反向（箭）。气管支气管稍增粗，腹腔积液。喉部可见肿块影（三角形）

可因外来压迫(如原发颈部包块或双主动脉弓)所致气道梗阻[55,56]。喉闭锁可能是最常见的原因[57]。CHAOS 主要由喉、气管闭锁,气管狭窄,气管蹼或较少见的双主动脉弓及颈部包块压迫气道而引起的一系列特征性临床表现[58-60]。发病原因可能与早孕期喉 - 气管再通失败有关。正常情况下胎儿肺内分泌肺液并通过喉部清除[61],当出现高位气道梗阻时,肺液排出受阻,在肺内积聚而出现特征性的双肺体积增大,膈肌低平。而下腔静脉、胸导管及心脏则受增大肺组织挤压,静脉回流不畅,导致腹水和非免疫性水肿[62]。MRI 表现为双肺体积增大、双肺 T2WI 信号增高、膈肌平直或反向、心脏缩小位于中线区、气道扩张征象等(图 4-7)。梗阻水平以下的气道扩张是 CHAOS 的典型征象,含肺液的扩张气道骤然截断区可以间接提示气道梗阻的位置。产前 MR 对于 CHAOS 的意义不仅仅是产前的正确诊断,更能帮助判断梗阻水平,为孕期管理及产前干预争取更多的时间[63]。

【鉴别诊断】先天性高位气道阻塞综合征需与Ⅲ型 CCAM、Fraser 综合征、喉及气管外来性压迫病变、隔离肺等鉴别。Ⅲ型 CCAM 的 MRI 表现为 T2WI 高信号肺内实性肿块,其主要有肺动脉供血,多为单侧发生,病灶较大时纵隔向一侧移位,而 CHAOS 位于双侧发生,纵隔内小心脏表现。若胎儿同时合并多种脏器的先天发育畸形,还应考虑到 Fraser 综合征的可能。该病为染色体畸形,往往伴随高位气道闭锁的征象,同时合并隐眼畸形、并指、异常生殖器、肛门闭锁、脐膨出等多种复杂畸形[17],且伴有家族遗传史。外来压迫性病变包括淋巴管畸形、颈部畸胎瘤、双主动脉弓等,根据这些病灶信号及结构特点可以明确鉴别。隔离肺 MRI 表现为来自主动脉供血的 T2WI 高信号肿块,发现主动脉血供即可鉴别。

第八节
胸壁血管瘤

【临床病史】孕妇,36 岁,孕 24 周,孕 3 产 1。

【产前检查】B 超:胎儿右侧腋下皮下可见 3.6cm × 3.4cm × 2.3cm 的强回声,边界清晰,内可见丰富血流信号(图 4-8)。

【影像解析】胎儿血管瘤是由胚胎期血管网增生所形成,分为毛细血管瘤、海绵状血管瘤和混合型血管瘤[64]。胎儿期血管瘤部分在出生后可自然消退,另一部分可发展为巨大血管瘤,导致高输出型心率衰竭,引起非免疫性胎儿水肿,还可限制血小板生成,消耗大量凝血因子,引起严重并发症。胎儿血管瘤仅少数较大者在晚孕期可发现,早期不易被超声发现,报道甚少。血管瘤在组织学上包括血管组织和非血管组织,MRI 主要表现为胸壁 T1WI 稍低信号、T2WI 呈稍高信号肿块,病灶边界清晰,部分病灶内 T1WI 呈高信号,可能是出血造成,T2WI 上病灶内可见条片状的低信号,与瘤内的血栓、静脉石或致密的纤维组织有关,并可见粗大流空血管影(图 4-8)。

【鉴别诊断】胸壁血管瘤主要与淋巴管瘤相鉴别。胸壁淋巴瘤 MR 表现为不规

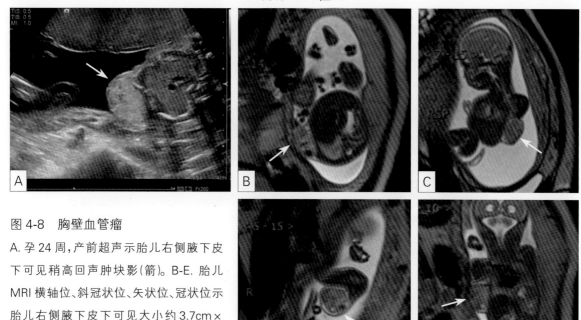

图 4-8　胸壁血管瘤

A. 孕 24 周, 产前超声示胎儿右侧腋下皮下可见稍高回声肿块影(箭)。B-E. 胎儿 MRI 横轴位、斜冠状位、矢状位、冠状位示胎儿右侧腋下皮下可见大小约 3.7cm×2.0cm×3.7cm 混杂信号影(箭),内可见流空信号影,边界尚清

则多囊性肿块,内可见多发分隔,病灶沿肌肉间隙生长,局部呈尖角样改变;而血管瘤病灶边界清晰,典型表现为病灶内见粗大流空血管影,当其内信号不均匀且见多分隔时不易与淋巴管瘤鉴别。

第九节
胸腔积液

【临床病史】孕妇,28 岁,孕 2 产 1,孕 36 周。

【产前检查】B 超:右侧胸腔内可见范围约 2.7cm×1.5cm、4.3cm×1.0cm 的液性暗区(图 4-9)。

【影像解析】胎儿胸腔积液是胎儿胸膜腔内液体积聚的一种先天性疾病,最初于 1977 年被报道[65],根据是否合并胎儿发育异常或染色体异常,可分为原发性胸腔积液和继发性胸腔积液两种类型。原发性胸腔积液又称先天性乳糜胸,其形成由 3 个基本的病理生理学机制所导致,即胸膜的滤过压力增高、淋巴引流受阻及淋巴管通透性增加[66];而继发性胸腔积液大多合并先天性心脏病,染色体异常,宫内感染[67],先天性肿瘤,胎儿上腔静脉血栓及其他发育异常[68]。原发性胸腔积液的发病率为 1/15 000,男性多于女性,可发生于单侧或双侧,围产儿死亡率为 22%~53%[69,70];继发性胸腔积液由于胎儿伴发疾病不同,围生期死亡率更高。MR 表现位于肺组织旁 T1WI 低信号,T2WI 高信号(图 4-9),与邻近肺组织分界清晰,邻近胎肺受压,导致肺发育不良,严重时造成纵隔移位、羊水增多。单侧积液者无纵隔移位其预后较好,进展型或发生于孕 32 周前其预后不佳;孕周小于 24 周

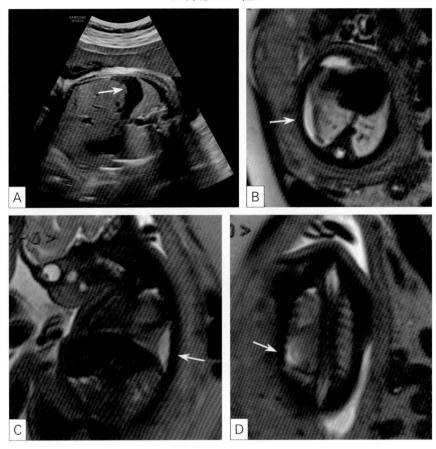

图 4-9 胸腔积液

A. 孕 36⁺³ 周，产前超声检查胎儿胸部横轴位示右侧胸腔可见液性暗区（箭）。B-D. 胎儿
MR 横轴位、矢状位、冠状位示右侧胸腔内右肺边缘可见片状 T2WI 高信号（箭）

的进展型预后不佳，可考虑终止妊娠。对于进展型并且尚未足月、特别是孕周小于 32 周者建议行胎儿胸膜腔穿刺术抽出液体，以减少对胎儿肺的压迫；应转诊到三级医院监测和分娩。

【鉴别诊断】胎儿胸腔积液一般定位准确后，可以明确诊断。

（湖北省妇幼保健院　潘圣宝　杨文忠）

参 考 文 献

[1] Gornall AS, Budd JLS, Draper ES, et al. Congenital cystic adenomatoid malformation: accuracy of prenatal diagnosis, prevalence and outcome in ageneral population [J]. Prenatal Diagnosis, 2003; 23 (12): 997-1002.

[2] 刘晶，廖信芳，李海洋，等. 胸腔镜辅助下婴儿先天性肺囊腺瘤肺切除术的麻醉管理[J]. 实用医学杂志，2015; 31 (5): 785-787.

[3] Yamashita A, Hidaka N, Yamamoto R, et al. In utero resolution of microcystic congenital cystic on after prenatal betamethasone therapy: A report of three cases and a literature review [J]. J Clin Ultrasound, 2015; 43 (7): 451-457.

[4] Stocker JT, Madewell JE, Drake RM. Congenital cystic adenomatoid malformation of the lung: classification and morphologic spectrum [J]. Hum Pathol, 1977; 8 (2): 155-171.

[5] 孙国强.实用儿科放射诊断学[M].2版.北京：人民军医出版社,2011:322-323.

[6] Lerulo AM,Ganapathy R,Crowley S,et al. Neonatal outcome of antenataly diagnosed congenital cystic adenomatoid malformations [J]. Ultrasound in Obstetrics & Gynecology,2005;26(2):150-153.

[7] Cass DL,Olutoye OO,Cassady CI,et al. Prenatal diagnosis and outcome of fetal lung masses [J]. Journal of Pediatric Surgery,2011;46(2):292-298.

[8] Crombleholme TM,Coleman B,Hedrick H,et al. Cystic adenomatoid malformation in prenatally diagnosed cystic volume ratio predicts outcome adenomatoid malformation of the lung [J]. Journal of Pediatric Surgery,2002;37(3):331-337.

[9] Adzick NS,Harrison MR,Crombleholme TM,et al. Fetal lung lesions:management and outcome [J]. American Journal of Obstetrics and Gynecology,1998;179(4):884-889.

[10] DeSantis M,Masini L,Noia G,et al. Congenital cystic adenomatoid malformation of the lung: antenatal ultrasound findings and fetal-neonatal outcome-fifteen years of experience [J]. Fetal Diagnosis and Therapy,2000;15(4):246-250.

[11] Davenport M,Warne SA,Cacciaguerra S,et al. Current outcome of antenally diagnosed cystic lung disease [J]. Journal of Pediatric Surgery,2004;39(4):549-556.

[12] Vu L,Tsao KJ,Lee H,et al. Characteristics of congenital cystic adenomatoid malformations associated with nonimmune hydrops and outcome [J]. Journal of Pediatric Surgery,2007;42(8):1351-1356.

[13] Azizkhan RG,Crombleholme TM. Congenital cystic lung disease:contemporary antenatal and postnatal management [J]. Pediatric Surgery International,2008;24(6):643-657.

[14] 唐堪华,黄大钡,袁国奇,等.多层螺旋CT及其后处理技术对叶内型肺隔离症的诊断价值[J].中国CT和MRI杂志,2015;13(2):18-20.

[15] Bulas D. Fetal magnetic resonance imaging as acomplement to fatal ultrasongraphy [J]. Ultrasound Q,2007;23(1):3-22.

[16] Hubbard AM,Adzick NS,Crombleholme TM,et al. Congential chest lesions:diagnosis and characterization with prenatal MR imaging [J]. Radiology,1999;212(1):43-48.

[17] Recio RM,De vega VM,Cano AR,et al. MR imaging of thoracic abnormalities in the fetus [J]. Radiographics,2012;32(7):E305-E321.

[18] Hubbard RM. Magnetic resonance imaging of fatal thoracic abnormalities [J]. Top Magn Reson Imaging,2001;12(1):18-24.

[19] Savic B,Birtel FJ,Tholen W,et al. Lung sequestration:report of seven cases and review of 540 published cases [J]. Thorax,1979;34(1):96-101.

[20] Coakley FV,Lopoo JB,Lu Y,et al. Normal and hypoplastic fetal lungs:volumetric assessment with prenatal single-shot rapid acquisition with relaxation enhancement MR imaging [J]. Radiology,2000;216(1):107-111.

[21] Kasprian G,Balassy C,Brugger PC,et al. MRI of normal and pathological fetal lung development [J]. European Journal of Radiology,2006;57(2):261-270.

[22] Oepkes D,Devlieger R,Lopriore E,et al. Successful ultrasound-guided laser treatment of fetal hydrops caused by pulmonary sequestration [J]. Ultrasound in Obstetrics & Gynecology,2007;29(4):457-459.

[23] Adzick NS,Kitano Y. Fetal surgery for lung lesions,congenital diaphragmatic hernia,and sacrococcygeal teratoma [J]. Semin Pediatr Surg,2003;12(3):154-167.

[24] Kerstine KH,Van Natta TL,Burkhart HM,et al. Congenital lung diseases. In:Sellke FW,Del Nido PJ,Swanson SJ. Sabiston & Spencer Surgery of The Chest [M]. 8th ed. Philadelphia:Saunders Elsevier. 2010:129-150.

[25] Pariente G,Aviram M,Landau D,et al. Prenatal

diagnosis of congenital lobar emphysema:case report and review of the literature [J]. Journal of Ultrasound in Medicine,2009;28(8):1081-1084.

[26] Correia-Pinto J,Gonzaga S,Huang Y,et al. Congenital lung lesions underlying molecular mechanisms[J]. Semin Pediatr Surg,2010;19(3): 171-179.

[27] Nelson RL. Congenital cystic disease of the lung: report of a case [J]. J Pediatr,1932;1(2):233-238.

[28] Robertson R,James ES. Congenital lobar emphysema [J]. Pediatrics,1951;8(6):794-804.

[29] Suryawanshi K,Nikumbh D,Singhavi S,et al. Congenital lobar emphysema with pulmonary extramedullary hematopoiesis [J]. Turk Patoloji Derg,2017;33(1):74-76.

[30] Lecomte B,Hadden H,Coste K,et al. Hyperechoic congenital lung lesions in anon-selected population:from prenatal detection till perinatal management [J]. Prenatal Diagnosis,2009;29 (13):1222-1230.

[31] Man DW,Hamdy MH,Hendry GM,et al. Congenital lobar emphysema:problems in diagnosis and management [J]. Arch Dis Child,1983;58 (9):709-712.

[32] Chapman KR,Rebuck AS. Spontaneous disappearance of a chronic mediastinal mass [J]. Chest,1985;87:235-236.

[33] Takeda S,Miyoshi S,Minami M,et al. Clinical spectrum of mediastinal cysts [J]. Chest,2003; 124(1):125-132.

[34] McAdams HP,Kirejczyk WM,Rosado-de-Christenson ML,et al. Bronchogenic cyst: imaging features with clinical and histopathologic correlation [J]. Radiology,2000;217(2):441-446.

[35] Levine D,Jennings R,Barnewolt C,et al. Progressive fetal bronchial obstruction caused by a bronchogenic cyst diagnosed using prenatal MR imaging [J]. American Journal of Roentgenology,

2001;176(1):49-52.

[36] Bernasconi A,Yoo SJ,Golding F,et al. Etiology and outcome of prenatally detected paracardial cystic lesions:a case series and review of the literature [J]. Ultrasound in Obstetrics & Gynecology,2007;29(4):388-394.

[37] Wigglesworth JS,Singer DB. Respiratory tract disorders in the fetus and neonate. in:Askin F. Textbook of fetal and perinatal pathology [M]. Boston:Blackwell,1991:651-652.

[38] Page DV,Stocker JT. Anomalies associated with pulmonary hypoplasia [J]. Am Rev Resp Dis, 1982;125:216-221.

[39] Castillo RA,Devoe LD,Falls G,et al. Pleural effusions and pulmonary hypoplasia [J]. American Journal of Obstetrics and Gynecology,1987;157: 1252-1255.

[40] Chitkara U,Rosenberg J,Chervenak FA,et al. Prenatal sonographic assessment of the fetal thorax:normal values [J]. American Journal of Obstetrics and Gynecology,1987;156(5):1069-1074.

[41] Ishikawa S,Kamata S,Usui N,et al. Ultrasonographic prediction of clinical pulmonary hypoplasia: measurement of the chest/trunk-length ratio in fetuses [J]. Pediatric Surgery International, 2003;19(3):172-175.

[42] Ramus RM,Martin LB,Twickler DM. Ultrasonographic prediction of fetal outcome in suspected skeletal dysplasias with use of the femur length-to-abdominal circumference ratio [J]. American Journal of Obstetrics and Gynecology, 1998;179(5):1348-1352.

[43] Knsprian G,Balasay C,Brugger PC,et al. MRI of normal and pathological fetal lung development [J]. European Journal of Radiology, 2006;57:261.

[44] Balassy C,Kasprian G,Bragger PC,et al. MRI investigation of normal fetal lung maturation using signal intensities on different imaging

sequences [J]. European Radiology, 2007; 17: 835.

[45] Brewerton LJ, Chari RS, Liang YY, et al. Fetal lung-to-liver intensity ratio at MR Imaging: development of anormal scale and possible role in predicting pulmonary hypoplasia in utero [J]. Radiology, 2005; 235: 1005.

[46] Keller TM, Rake A, Michel SC, et al. MR assessment of fetal lung development using lung volume and signal intensities [J]. Ear Radiol, 2004; 14: 984.

[47] vandenHout L, Sluiter I, Gischler S, et al. Can we improve outcome of congenital diaphragmatic hernia [J]. Pediatric Surgery International, 2009; 25 (9): 733-743.

[48] Jani J, Nicolaides KH, Benachi A, et al. Timing of lung size assessment in the prediction of survival in fetuses with diaphragmatic hernia [J]. Ultrasound in Obstetrics & Gynecology, 2008; 31 (1): 37-40.

[49] Benachi A, Cordier AG, Cannie M, et al. Advances in prenatal diagnosis of congenital diaphragmatic hernia [J]. Semin Fetal Neonatal Med, 2014; 19 (6): 331-337.

[50] Daskalakis G, Anastasakis E, Souka A, et al. First trimester ultrasound diagnosis of congenital diaphragmatic hernia [J]. Journal of Obstetrics and Gynaecology Research, 2007; 33 (6): 870-872.

[51] Biising KA, Kilian AK, Schaible T, et al. Reliability and validity of MR image lung volume measurement in fetuses with congenital diaphragmatic hernia and in vitro lung models [J]. Radiology, 2008; 246: 553-561.

[52] Gerards FA, Twisk JW, Tibboel D, et al. Congenital diaphragmatic hernia: 2D lung area and 3D lung volume measurement of the contralateral lung to predict postnatal outcome [J]. Fetal Diagnosis and Therapy, 2008; 24: 271-276.

[53] Claus F, Sandaite I, DeKoninck P, et al. Prenatal Anatomical Imaging in Fetuses with Congenital Diaphragmatic Hernia [J]. Fetal Diagnosis and Therapy, 2011; 29: 88-100.

[54] Hedrick MH, Ferro MM, Filly RA, et al. Congenital high airway obstruction syndrome (CHAOS): a potential for perinatal intervention [J]. Journal of Pediatric Surgery, 1994; 29 (2): 271-274.

[55] 陈丽英, 蔡爱露. 胎儿影像诊断学 [M]. 北京: 人民卫生出版社, 2014: 160.

[56] Mong A, Johnson AM, Kramer SS, et al. Congenital high airway obstruction syndrome: MR/US findings, effect on management, and outcome [J]. Pediatric Radiology, 2008; 38 (11): 1171-1179.

[57] Sanford E, Saadai P, Lee H, et al. Congenital high airway obstruction sequence (CHAOS): a new case and a review of phenotypic features [J]. American Journal of Medical Genetics Part A, 2012; 158A: 3126-3136.

[58] Kuwashima S, Kitajima K, Kaji Y, et al. MR imaging appearance of laryngeal atresia (congenital high airway obstruction syndrome): unique course in a fetus [J]. Pediatric Radiology, 2008; 38 (3): 344-347.

[59] Shum DJ, Clifton MS, Coakley FV, et al. Prenatal tracheal obstruction due to double aortic arch: a potential mimic of congenital high airway obstruction syndrome [J]. American Journal of Roentgenology, 2007; 188 (1): W82-W85.

[60] Rypens F, Metens T, Rocourt N, et al. Fetal lung volume: estimation at MR imaging-initial results [J]. Radiology, 2001; 219 (1): 236-241.

[61] Morrison PJ, Macphail S, Williams D, et al. Laryngeal atresia or stenosis presenting as second-trimester fetal ascites—diagnosis and pathology in three independent cases [J]. Prenatal Diagnosis, 1998; 18 (9): 963-967.

[62] Cavoretto P, Molina F, Poggi S, et al. Prenatal diagnosis and outcome of echogenic fetal lung lesions [J]. Ultrasound in Obstetrics & Gynecology, 2008; 32 (6): 769-783.

[63] Joshi P, Satija L, George R, et al. Congenital high airway obstruction syndrome-antenatal

diagnosis of a rare case of airway obstruction using multimodality imaging [J]. Med J Armed Forces India,2012;68:78-80.

[64] Iwamoto T,Jackbieck FA. Ultrastructural comparison of capillary and cavernous hemangiomas of the orbit [J]. Arch ophthalmoI,1979;97:1144-1153.

[65] Carroll B. Pulmonary hypoplasia and pleural effusions associated with fetal death in utero:ultrasonic findings [J]. American Journal of Roentgenology,1977;129(4):749-750.

[66] Bellini C,Ergaz Z,Boccardo F,et al. Dynamics of pleural effusion and chylothorax in the fetus and newborn:role of the lymphatic system [J].

Lymphology,2013;46(2):75-84.

[67] Barron SD,Pass RF. Infectious causes of hydrops fetalis [J]. Semin Perinatol,1995;19(6):493-501.

[68] Bialkowski A,Poets CF,Franz AR,et al. Congenital chylothorax:a prospective nationwide epidemiological study in Germany [J]. Arch Dis Child Fetal Neonatal Ed,2015;100(2):F169-F172.

[69] Longaker MT,Laberge JM,Dansereau J,et al. Primary fetal hydrothorax:natural history and management [J]. Journal of Pediatric Surgery,1989;24(6):573-576.

[70] Rocha G. Pleural effusions in the neonate [J]. Curr Opin Pulm Med,2007;13(4):305-311.

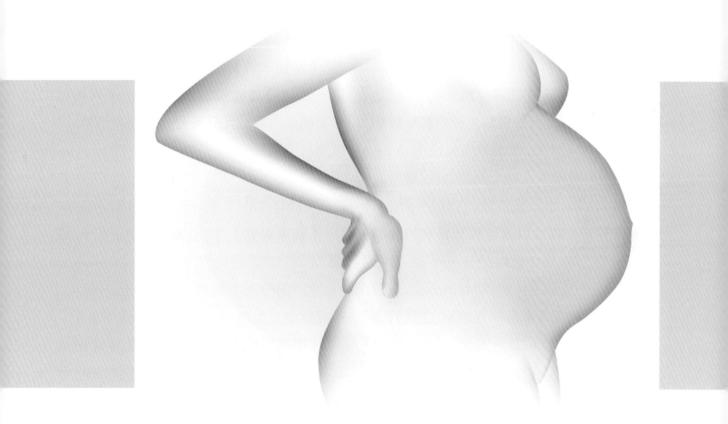

第五章

心血管系统

第一节
先天性心脏病

一、心脏位置异常

【临床病史】孕妇,25 岁,孕 1 产 0,妊娠 23 周。

【产前检查】超声提示:胎儿左侧胸腔囊性无回声占位。产前行胎儿 MRI 检查,出生后影像学证实。

【影像解析】心脏位置异常是 MRI 容易显示的一个征象,它可以是单发的病变,即心脏本身位置异常(如右位心)或胸部病变(如肺先天性囊性腺瘤样畸形、先天性膈疝等)挤压心脏致心脏移位所致,也可以是多发畸形的一部分,如脐膨出或内脏异位综合征。MRI 视野大,可以多切面成像,同一切面能同时显示胎儿整个胸部结构,横断面和冠状面同一切面能清晰、直观显示胎儿心脏位置异常程度以及导致其异常的胸部其他病变[1-3]。MRI 软组织分辨率高、组织对比度好,不受胎儿体位、肋骨的干扰,能清晰显示胎儿肺部囊性腺瘤样畸形、支气管肺隔离症、纵隔占位病变范围、膈疝疝入胸腔的内容物及继发心脏位置异常程度,能直观显示心脏异常位置情况、程度及病因(图 5-1)。胎儿异常心脏位置判断标准即胎儿正常心脏位置为左房一小部分,右房的一半和右心室的一角位于右侧胸腔,其余均位于左侧胸腔,房室间隔轴与胸腔正中线(横断面为脊柱和前胸壁正中连线)的夹角为 45°(22°~75°)。心脏大部分位于右侧胸腔,心尖朝右称为右位心,心尖朝左称为右移心;心

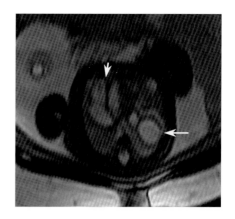

图 5-1　胎儿心脏位置异常

胎儿膈疝,四腔心切面可清楚显示胃泡位于左侧胸腔(箭)以及心脏移位至右侧胸腔但心尖仍指向左侧(短箭)

脏全部位于左侧胸腔,房室间隔轴与胸腔正中线夹角 >75° 称为左移心。

【鉴别诊断】主要与肺囊腺瘤样畸形、支气管肺隔离症等鉴别,MRI T1 序列通过显示膈疝内容物尤其肠管内胎粪高信号,可以进行鉴别。

二、内脏异位

【临床病史】孕妇,30 岁,孕 1 产 0,妊娠 28 周。

【产前检查】超声提示:胎儿右位心。产前行胎儿 MRI 检查,出生后影像学证实。

【影像解析】心脏本身位置异常包括胸外心脏(心脏部分或全部不在胸腔内可分为四类:颈型,胸型,胸腹型和腹型)、孤立性右位心(图 5-2)、内脏完全镜像反位、心房反位伴孤立性左位心、心房不定位的无脾综合征和心房不定位的多脾综合征[1,4,5]。心房不定位,肝多居中,称水平肝,但亦可位于右侧或左侧,胃多居中或偏右、偏左。心房如为右对称位,通常脾脏缺如为无脾症;如为左对称位,通常脾脏分成两块或多块为多脾

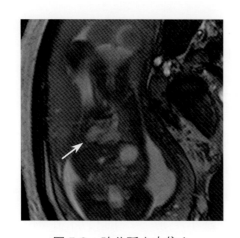

图 5-2　胎儿孤立右位心

胎儿孤立性右位心,冠状面显示心脏位于右侧胸腔心尖超右,肝脏位于右侧腹腔、胃泡位于左侧腹腔

症,可位于左侧或分布在两侧。心房右对称位,无脾症约 90% 合并心内畸形且多为发绀属的复杂畸形;心房左对称位、多脾症的 75% 合并心内畸形,以体、肺静脉及其连接异常更为常见。心房不定位的右、左对称位,支气管和相应的肺动脉分别均为右侧和左侧形态。腹主动脉和下腔静脉的相对位置关系与心房位有密切关系。例如,腹主动脉/下腔分别位于脊柱左/右侧属正常位置关系。心房正位,心房转位则腹主动脉/下腔静脉位置倒转,呈镜面像等。

当心脏位置不明确时,应准确评价内脏的位置。内脏异位综合征应首先评价肺的解剖,即气管分叉的对称性和双侧主支气管的走向,胎儿气管因含羊水表现为高信号,SSFSE 冠状面是显示胎儿气道及左右主支气管的最佳序列及切面[6]。其次心尖及心轴位置、下腔静脉及降主动脉相对中线的位置、胃泡及肠管位置、肝脏及胆囊位置以及肝脏形态、脾脏是否存在以及形态及数量。

MRI 视野较大,同一冠状面和矢状面能同时显示胎儿胸腹部结构,即心脏和腹部的胃泡、肝脏的位置,并能显示下腔静脉及降主动脉相对中线的位置,因此在内脏异位综合征诊断中具有一定价值,但对于心腔内的结构异常诊断率不如超声心动图。当产前超声检查受限或诊断不明确时,可选择行胎儿 MRI 检查。产前超声联合 MRI 能为心脏位置异常胎儿的预后和处理提供依据。

【鉴别诊断】主要与心脏移位进行鉴别,心脏移位常常合并胎儿肺异常,如肺缺如、肺占位等,MRI 同一切面显示了胎儿肺异常,结合胎儿心尖指向即心脏异位时心尖指向正常,内脏异位心尖指向异常,可以进行鉴别。

三、非梗阻性主动脉弓异常

【临床病史】孕妇,28 岁,孕 1 产 0,妊娠 22 周。

【产前检查】超声提示:胎儿大血管异常,血管环形成可能。产前行胎儿 MRI 检查,出生后影像学证实。

【影像解析】对于非梗阻性主动脉弓异常的 MRI 诊断,主动脉弓横轴位切面,容易获得重要诊断信息,为诊断胎儿先天性非梗阻性主动脉弓异常的主要层面。SSFP 序列主动脉弓横轴位切面类似于胎儿超声心动图的三血管切面,但又不完全相同[7-9]。在该切面上,正常显示结构为主动脉弓和上腔静脉分别位于高信号气道的左右两侧,动脉导管弓位于气道左侧连接降主动脉和肺动脉。如果气道左右两侧各有一个主动脉弓包绕气道形成血管环。则诊断为双主动脉弓,其中右弓有右颈总动脉及右锁骨下动脉分支,左弓有左颈总动脉及左锁骨下动脉分支,如图5-3。

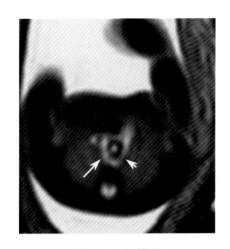

图5-3 血管环

SSFP序列主动脉弓平面横断位图像,可见左、右双主动脉弓位于气管左右两侧形成"U"形血管环

【鉴别诊断】先天性非梗阻性主动脉弓异常指各种主动脉弓位置异常、分支方式异常或两者均有。包括双主动脉弓、右位主动脉弓伴迷走左锁骨下动脉及右弓镜像分支、左位主动脉弓伴迷走右锁骨下动脉以及颈主动脉弓[10]。须和其他非梗阻性主动脉弓异常进行鉴别。如果仅气道右侧有一主动脉弓,则诊断为右位主动脉弓,右位主动脉弓又常分为常见的右位主动脉弓伴迷走左锁骨下动脉及右位主动脉弓伴镜像分支,右弓迷走左锁骨下表现为升主动脉正常,延续于右主动脉弓及右位降主动脉,迷走左锁骨下动脉起自右降主动脉上部,右锁骨下动脉起始部的远端,在食管后方向左沿行,在左肺动脉与左锁骨下动脉之间存在动脉导管则形成完整的血管环;如果该层面未显示主动脉弓,可以扫描较高位置,如果在颈部发现主动脉弓,则可诊断为颈主动脉弓;正常位置主动脉弓可以伴随分支异常,如左位主动脉弓伴迷走右锁骨下。SSFP序列主动

脉弓横轴位切面联合冠状面可以正确诊断这些类型的主动脉弓畸形。

四、主动脉弓中断

【临床病史】孕妇,29岁,孕1产0,妊娠34周。

【产前检查】超声心动图提示:胎儿主动脉弓显示不清。产前行胎儿MRI检查,出生后影像学证实。

【影像解析】主动脉弓中断(interrupted aortic arch,IAA)为升主动脉与降主动脉之间没有直接连接的先天性主动脉弓畸形。如果升主动脉与降主动脉之间存在条索组织或有管腔但完全闭塞时则称为主动脉弓闭锁。

根据间断的部位不同可将主动脉弓中断分为A、B、C三型,即A型:中断位于左锁骨下动脉与动脉导管之间的主动脉峡部,约占40%;B型:中断位于左锁骨下动脉与左颈总动脉之间,约占55%,如图5-4;C型:中断位于无名动脉与左颈总动脉之间,很少见,约占5%。

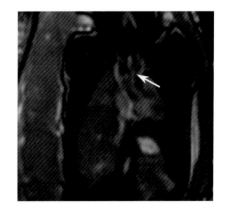

图5-4 胎儿主动脉弓中断

胎儿主动脉弓中断轻度左前斜位SSFP序列图像,显示主动脉弓中断

主动脉弓中断在胎儿期的产前诊断具有挑战性，即使对于超声心动图也如此。胎儿MRI诊断的主要序列及切面是SSFP序列主动脉弓横轴位及冠状面。SSFP序列主动脉弓横轴位诊断要点是未发现主动脉弓。然后扫SSFP序列冠状面，根据主动脉弓中断的不同位置以及头臂动脉、左锁骨下动脉位于主动脉弓中断处的近端还是远端左锁骨下动脉发出位置来区分A、B、C不同类型[8,11]，但时常由于扫描厚度及胎儿运动的影响不能显示具体主动脉弓中断位置，因此，MRI可以诊断胎儿主动脉弓中断，但具体分型诊断有一定难度。

【鉴别诊断】需与颈主动脉弓进行鉴别，因胎儿主动脉弓中断产前诊断重要诊断要点是主动脉弓横轴位未发现主动脉弓，颈主动脉弓也显示为该层面未发现主动脉弓。鉴别方法是加扫一上自颈部的SSFP序列主动脉弓横轴位，如果颈部横轴位显示主动脉弓，则为颈主动脉弓。

五、主动脉缩窄

【临床病史】孕妇，22岁，孕1产0，妊娠30周。

【产前检查】超声：提示主动脉弓细小、缩窄。产前行胎儿MRI检查，出生后影像学证实。

【影像解析】主动脉缩窄（coarctation of the aorta，CoA）是指先天性弓降部的主动脉狭窄。主动脉缩窄常发生在左锁骨下动脉起始点与动脉导管附着点之间。主动脉缩窄的产前超声心动图诊断时常由于动脉导管以及心室不对称的存在不能准确客观诊

断，超声心动图标准为在三血管切面测量肺动脉与主动脉直径的比值，该比值正常值为平均1.16（95%CI：0.87~1.58）。如果心室对称情况下肺动脉与主动脉直径比值大于1.57可以考虑主动脉缩窄。目前胎儿MRI还没有具体诊断主动脉缩窄的量化标准，我们是参照超声心动图量化指标在SSFP主动脉弓横轴位（图5-5）以及冠状位测量肺动脉和主动脉直径之比以诊断主动脉缩窄，该层面可以直观显示主动脉缩窄位置及程度，SSFP冠状面及斜矢状面可以直观显示升主动脉有无狭窄、降主动脉的形态以及头臂动脉的发出部位与走向[12]。但是胎儿MRI量化主动脉缩窄的指标的诊断敏感性和准确性还需随着病例数的增加进一步验证。因此，胎儿主动脉缩窄的诊断需要联合超声心动图和MRI谨慎诊断，并需要进一步出生后随访验证。

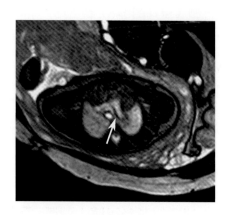

图5-5　胎儿主动脉弓缩窄

胎儿主动脉弓横轴位SSFP序列图像，显示主动脉弓缩窄

【鉴别诊断】重度主动脉弓缩窄需与主动脉弓中断进行鉴别，此时需结合超声心动图考虑。

六、室间隔缺损

【临床病史】孕妇，33岁，孕1产0，妊

娠 28 周。

【产前检查】超声提示:胎儿室间隔缺损。产前行胎儿 MRI 检查,出生后影像学证实。

【影像解析】室间隔缺损(ventricular septal defect,VSD)系指在室间隔上存在一个或数个缺损。VSD 可为单纯性,也可合并有其他先天性心血管畸形。VSD 是最常见的先天性心脏病,发生率约占所有先天性心脏病的 20%。如包括合并其他畸形的 VSD 在内,将超过所有先天性心脏病的 40%。常见合并室间隔缺损的先天性心脏病有法洛四联症、右心室双出口、永存动脉干、完全型大动脉转位、肺动脉闭锁、三尖瓣闭锁等,也可合并房间隔缺损、动脉导管未闭、主动脉弓畸形、主动脉狭窄、右室双腔等。室间隔缺损的病理分类有多种,通常将 VSD 分为:膜周型 VSD(图 5-6),该型最为常见,缺损位于膜部室间隔及其周围,约占所有 VSD 的 79%~80%;漏斗部 VSD,缺损位于流出道,该型 VSD 在东方人群中的发生率较高,可达 19%~20%;肌部 VSD,缺损的边缘均为

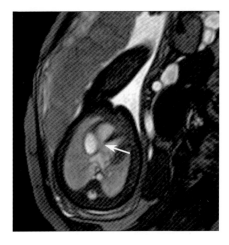

图 5-6　胎儿室间隔缺损

胎儿室间隔缺损,SSFP 四腔心图像见室间隔连续性中断

室间隔的肌肉,膜部室间隔完整,该型 VSD 在东方人群中的发生率不高,约占 VSD 的 1%~2%。室间隔缺损属于心腔内结构异常,单纯的室间隔缺损不一定必须要做胎儿 MRI 检查,是胎儿心脏 MRI 评价不满意的异常之一。对于室间隔缺损,由于受扫描层厚的限制,对于孕周较小胎儿的较小室间隔缺损,即使 MRI 扫描层厚减小至 3mm,MRI 仍时常漏诊,对于孕周较大胎儿的较大室间隔缺损,MRI 可以诊断[8]。我院时常采用胎儿 MRI 能正确诊断大于 4mm 的室间隔缺损。

【鉴别诊断】需和房间隔缺损以及房室间隔缺损鉴别,主要根据缺损的位置进行鉴别。原发孔型房间隔缺损由于心内膜垫发育障碍引起,位于房间隔下部,房室瓣上方。继发孔中央型房间隔缺损最常见,位于房间隔的中央,约占所有房间隔缺损的 70% 以上。房室间隔缺损是房室瓣周围的间隔组织缺损并伴房室瓣异常。

七、法洛四联症

【临床病史】孕妇,38 岁,孕 1 产 0,妊娠 28 周。

【产前检查】超声提示:胎儿肺动脉狭窄,室间隔缺损。产前行胎儿 MRI 检查,出生后影像学证实。

【影像解析】法洛四联症(tetralogy of Fallot,TOF)为包括肺动脉狭窄、室间隔缺损、主动脉骑跨和右心室肥厚在内的一组先天性心血管畸形,发病率约占整个先心病的 10%。发病机制从胚胎发育观点来看,圆锥间隔向右室方向移位是根本原因,由于漏斗部间隔向右室侧移位,产生了右室漏斗部及

肺动脉狭窄；由于漏斗部间隔向前上移位，漏斗部间隔与肌部间隔不能相连，产生了连接不良型室间隔缺损；由于漏斗部间隔向右室侧移位，主动脉也随之移位，使主动脉瓣骑跨于室间隔之上；右心室肥厚则是右室压力升高的继发性改变。法洛四联症最主要的解剖畸形为肺动脉狭窄及室间隔缺损。对于法洛四联症这一复杂畸形胎儿 MRI 具有一定诊断价值。诊断的重要序列及切面首先仍为 SSFP 主动脉弓横切面，该切面可以显示粗大的主动脉弓。其次肺动脉层面可以显示肺动脉主干狭窄。四腔心横轴位可以显示室间隔缺损。斜矢状面可以显示右室流出道狭窄（图 5-7）。但胎儿 MRI 一般不能显示主动脉骑跨和肥厚的右心室，主动脉骑跨和右心室肥厚超声心动图可以很好显示。因此，当超声心动图发现主动脉骑跨、室间隔缺损可疑法洛四联症时，可行胎儿 MRI 检查，胎儿 MRI 联合超声心动图可提高法洛四联症的诊断准确率[8,9]。

【鉴别诊断】法洛四联症因合并肺动脉狭窄和室间隔缺损，需和伴室间隔缺损的

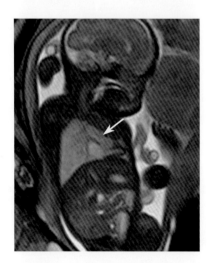

图 5-7　胎儿法洛四联症

胎儿 TOF，SSFP 斜矢状面可以显示右室流出道狭窄

肺动脉闭锁进行鉴别，伴室间隔缺损的肺动脉闭锁为右心室与肺动脉之间不存在管道连接，左右心室间的间隔有缺损，产前 MRI 需仔细检查肺动脉是否存在，TOF 时常主动脉弓增粗，右位主动脉弓也较常见。

八、完全型大动脉转位

【临床病史】孕妇，32 岁，孕 1 产 0，妊娠 34 周。

【产前检查】超声提示：胎儿主动脉及肺动脉平行，室间隔缺损。产前行胎儿 MRI 检查，出生后影像学证实。

【影像解析】完全型大动脉转位（complete transposition of the great arteries，TGA）是指房室连接一致，而心室大动脉连接不一致，即解剖右心室与主动脉连接，解剖左心室与肺动脉连接的先心病。可按是否合并室间隔缺损及左室流出道梗阻分为四类，即完全型大动脉转位室间隔完整，最多，占 50%~60%；完全型大动脉转位伴室间隔缺损或主动脉缩窄或主动脉弓离断；完全型大动脉转位伴室间隔缺损和肺动脉狭窄；完全型大动脉转位室间隔完整伴肺动脉狭窄。房室连接一致，心室大动脉连接不一致，即右心房连接右心室连接主动脉，左心房连接左心室再连接肺动脉，是完全型大动脉转位诊断的根本要点，然后还需观察左、右心室大小，室间隔缺损的有无及大小、部位，有无肺动脉狭窄等。胎儿诊断的重要序列及切面首先为 SSFP 序列主动脉弓横切面[8]，该切面可以显示粗大又长的主动脉弓走向为由右前方至左后方，即主动脉发自右前方的右心室。其次为 SSFP 序列斜矢

状面(图 5-8)显示主动脉和肺动脉平行无交叉为诊断完全型大动脉转位的直接征象,并可观察肺动脉有无狭窄。SSFP 序列四腔心切面可以观察左、右心室大小,室间隔缺损的有无、大小及部位。产前 MRI 可以准确诊断胎儿完全型大动脉转位。

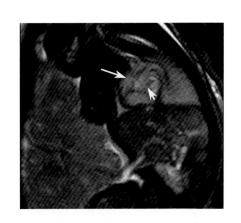

图 5-8　胎儿完全大动脉转位

胎儿完全型大动脉转位,SSFP 矢状位图像显示主动脉在前、肺动脉在后

【鉴别诊断】完全型大动脉转位需要和纠正性大动脉转位、右室双出口进行鉴别,纠正性大动脉转位是指心房心室连接不一致、心室大血管连接也不一致,即主动脉与右心室连接,右心室与左心房连接,肺动脉与左心室连接,左心室与右心房连接;右室双出口指两支大动脉完全或基本完全起自解剖学的右心室。

第二节
心包、心肌疾病

一、心包病变(心包囊肿)

【临床病史】孕妇,38 岁,孕 1 产 0,妊娠 23 周。

【产前检查】超声:提示胎儿右心房及房室交界处心包局限性积液。产前行胎儿 MRI 检查,出生后影像学证实。

【影像解析】心包囊肿为心包常见产前病变之一。心包腔是一个包绕心脏和大血管根部的囊腔,心包囊由纤维层和浆膜层组成。纤维层在心包的外层,坚韧而且具有弹性;浆膜层在心包的里层,是光滑的间皮质。浆膜层心包实际上包括两部分:外面的壁层和内面的脏层。在介于心包壁层和脏层之间有一个潜在的空间,就是心包腔。心包囊肿在 SSFSE 类序列显示比较清楚,在此类序列上,心腔、心房及心室壁呈低信号,心包囊肿呈明显高信号,信号不同的明显对比能将病变清楚显示。心包囊肿表现为心脏边缘局限性隆起的囊性肿块,它以宽基底附于心脏边缘,如图 5-9[13]。

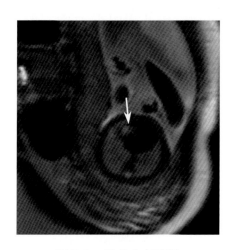

图 5-9　胎儿心包囊肿

胎儿心包囊肿,SSTSE 序列四腔心层面显示右心房及房室交界处与心脏各腔室不相通的囊性占位,呈高信号

【鉴别诊断】心包病变常见的产前异常还包括心包积液,需要与心包囊肿鉴别。心包腔一般只含有少量的浆液,在心脏运动

中提供润滑作用。如心包腔内有数量不等的渗液,称心包积液。心包囊肿是一个含有液体或半固体物质的包囊,与心包紧密连接但不相通。心包积液则位于心包腔内。

二、心脏肿瘤

【临床病史】孕妇,27 岁,孕 1 产 0,妊娠 33 周。

【产前检查】超声提示:胎儿心脏占位。产前行胎儿 MRI 检查,出生后心脏 MRI 及儿童肾脏超声证实。

【影像解析】胎儿心脏肿瘤其中 60% 为横纹肌瘤[14,15],可多发,位于心肌壁内,侵及心室。心脏横纹肌瘤在 SSFSE 类序列显示比较清楚,在此类序列上,心脏呈低信号,病变呈高信号,信号不同的明显对比能将横纹肌瘤位置、数量、边界及大小清楚显示。而在 FIESTA 类序列上横纹肌瘤呈中等信号,由于对比度不如 SSFSE 类序列明显,显示清晰度及准确率不如 SSFSE 类序列(图5-10)。此外,MRI 对胎儿心脏横纹肌瘤伴随的结节性硬化病灶尤其脑内病灶可同时很

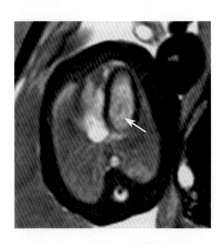

图 5-10 胎儿心脏横纹肌瘤

胎儿心脏横纹肌瘤,SSFP 序列四腔心图像,显示左心室内中等信号占位

好显示,诊断准确率优于超声。

【鉴别诊断】胎儿心脏肿瘤相对常见的还有心脏畸胎瘤。心脏畸胎瘤尽管少见,由于大量心包积液的存在,胎儿 MRI 能清楚显示该肿瘤。

(上海交通大学医学院附属
上海儿童医学中心 董素贞)

参 考 文 献

[1] 董素贞,朱铭,李奋.胎儿胸腔异常心脏位置的产前磁共振成像诊断[J].上海交通大学学报(医学版),2011;31(9):1299-1302.

[2] 董素贞,朱铭,李奋,等.胎儿先天性心脏病 MRI 诊断的初步探讨[J].中华临床医师杂志,2012;6(22):115-119.

[3] 董素贞,朱铭,李奋.胎儿先天性心脏畸形 MRI 诊断的研究进展[J].中华临床医师杂志,2012;6(22):131-133.

[4] Saleem SN. Feasibility of MRI of the fetal heart with balanced steady-state free precession sequence along fetal body and cardiac planes [J]. American Journal of Roentgenology,2008;191(4):1208-1215.

[5] Nemec SF,Brugger PC,Nemec U,et al. Situs anomalies on prenatal MRI [J]. European Journal of Radiology,2012;81(4):e495-e501.

[6] Levine D,Zuo C,Faro CB,et al. Potential heating effect in the gravid uterus during MR HASTE imaging [J]. J Magn Reson Imaging,2001;13(6):856-861.

[7] D Prayer. Fetal MRI [M]. New York:Springer,2011:279-281.

[8] Dong SZ,Zhu M,Li F. Preliminary experience with cardiovascular magnetic resonance in evaluation of fetal cardiovascular anomalies [J]. J Cardiovasc Magn Reson,2013;5:15:40.

［9］ Gorincour G,Bourliere-Najean B,Bonello B,et al. Feasibility of fetal cardiac magnetic resonance imaging:preliminary experience［J］. Ultrasound in Obstetrics & Gynecology,2007;29(1):105-108.

［10］ Dong SZ,Zhu M. Utility of fetal cardiac magnetic resonance imaging to assess fetuses with right aortic arch and right ductus arteriosus［J］. J Matern Fetal Neonatal Med,2018;31(12):1627-1631.

［11］ Dong SZ,Zhu M. Pattern-based approach to fetal congenital cardiovascular anomalies using the transverse aortic arch view on prenatal cardiac MRI［J］. Pediatric Radiology,2015;45(5):743-750.

［12］ Dong SZ,Zhu M,Ji H,Ren JY,Liu K. Fetal cardiac MRI:a single center experience over 14-years on the potential utility as an adjunct to fetal technically inadequate echocardiography. Sci Rep. 2020 Jul 23;10(1):373-375.

［13］ Dong SZ,Zhu M. MR imaging of fetal cardiac malposition and congenital cardiovascular anomalies on the four-chamber view［J］. Springer plus,2016;5(1):1214.

［14］ Kivelitz DE,Mühler M,Rake A,et al. MRI of cardiac rhabdomyoma in the fetus［J］. European Radiology,2004;14(8):1513-1516.

［15］ Zhou Y,Dong SZ,Zhong YM,et al. Prenatal and Postnatal Diagnosis of Rhabdomyomas and Tuberous Sclerosis Complex by Ultrafast and Standard MRI［J］. Indian J Pediatr,2018 Sep;85(9):729-737.

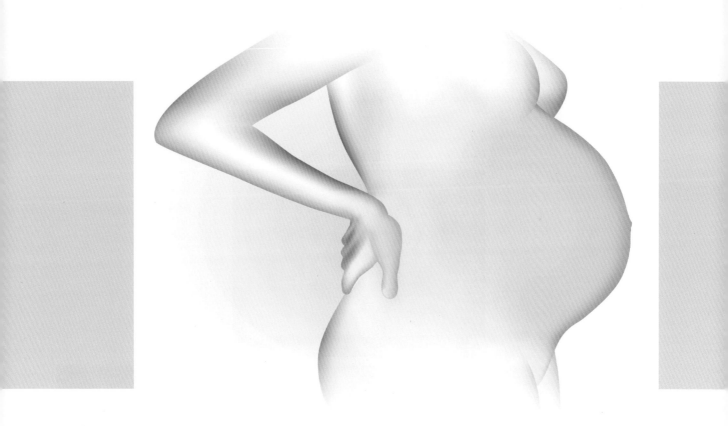

第六章

消化系统

第一节
空腔脏器异常

一、食管闭锁

【临床病史】孕妇，28 岁，妊娠 32 周。

【产前检查】B 超：胃泡小（图 6-1）。

【影像解析】食管闭锁（oesophageal atresia, OA）是一种罕见的胎儿期消化管闭锁或缺失畸形，多因染色体变异、环境污染等引起消化管及部分气管异常发育所致，发病率约为 1/4 000~1/3 000[1]。其发病机制可能是环境因素和遗传因素共同作用的结果[2]。孕妇既存的或妊娠期糖尿病，体外和一些药物可能增加其风险[3,4]。OA 按解剖结构可分为 5 型（即 Vogt 分型）[5,6]，Ⅰ 型 OA：食管中段缺失离断，有上、下两个盲端，称为上段和下段，无食管气管瘘；Ⅱ 型 OA：食管上段离断连通气管形成食管气管瘘，盲端在下段；Ⅲ 型 OA：食管盲端在上段，下段形成食管气管瘘，此型依据食管上、下两端间的距离又分为 2 种亚型，距离≥2cm 称为Ⅲa 型，<2cm 称为Ⅲb 型，其中Ⅲa 型 OA 胎儿产后胸腔镜手术治疗难度大，而Ⅲb 型 OA 手术较容易；Ⅳ 型 OA：食管两端均与气管相通，形成两处气管食管瘘；Ⅴ 型 OA：食管无离断，但食管前壁部分连通气管，形成局部食管气管瘘，此型罕见，产前诊断极困难。胎儿食管闭锁的诊断主要依赖产前超声及磁共振，超声可动态观察胎儿食管及胃

产前行胎儿 MRI 检查

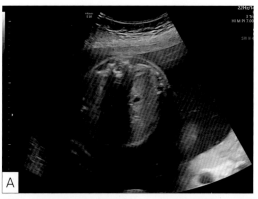

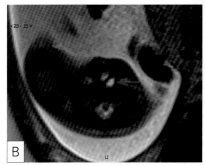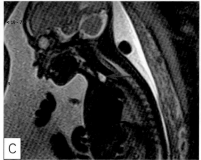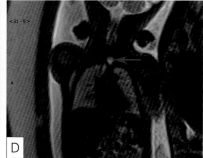

图 6-1　食管闭锁

A. 产前胎儿 B 超，腹部横切面示胎儿胃泡小。B-D. 产前 MRI HASTE 横轴位、矢状位及冠状位示胎儿颈部气管后方可见一水滴状长 T1 长 T2 信号影（箭），大小可变，下端位于胸廓入口水平。胎儿胃泡显示较小，孕妇羊水较多

泡运动。磁共振直接征象为颈部食管近端盲袋样长 T2 信号影（图 6-1），或食管上段凹陷、离断；间接征象为羊水增多、胃泡小或不显示[7-10]；另有报道 OA 间接征象为器官异常（弯曲或"弓形"改变），约 50% 食管闭锁胎儿可发现此征象[10]。

【鉴别诊断】食管闭锁需与上纵隔可能出现的其他囊性结构相鉴别，如支气管源性囊肿、囊性畸胎瘤、胸腺囊肿、淋巴管畸形等[9,10]。

二、十二指肠梗阻

【临床病史】孕妇，27 岁，妊娠 36 周。

【产前检查】B 超：胎儿腹部双泡征，相互沟通，孕妇羊水增多（图 6-2）。

【影像解析】先天性十二指肠梗阻是胎儿及新生儿时期上消化道畸形中最为常见的肠梗阻[11]，约占新生儿消化道畸形 50%，每 10 万名新生儿中发病约 2.5~10 个，其中男孩比女孩更容易受到影响[12,13]。病因尚不完全清楚，多数学者认为主要原因为胚胎发育过程中十二指肠肠腔化过程障碍[14]。常见病理类型有先天性肠旋转不良，十二指肠隔膜闭锁或狭窄，环状胰腺等，少数为肠系膜上动脉综合征、肠重复畸形等，也可合并两种或两种以上的类型。国内外报道胎儿十二指肠梗阻检出时间平均为孕 28 周，检出时间的早晚通常与梗阻部位位置的高低有关，梗阻部位越高，检出的孕周越早[15,16]。十二指肠梗阻 MRI 直接征象为十二指肠球及胃泡明显扩大，呈长 T1 长 T2 信号，表现为上腹部"双泡征"，为最典型的征象，部分外源性梗阻者梗阻下方可见"鸟

嘴征"；部分可见羊水增多及腹水；完全梗阻者远端结肠、直肠在 T1WI 上显示模糊，部分梗阻者于 T1WI 图像可见结肠、直肠肠腔正常或变细，取决于梗阻程度，肠腔内可见 T1 高信号胎粪影[15-17]（图 6-2）。

三、空肠狭窄及闭锁

【临床病史】孕妇，29 岁，孕 24 周。

【产前检查】超声：提示胎儿右上腹可见迂曲扩张肠管，与胃泡相通（图 6-3）。

【影像解析】先天性空肠狭窄及闭锁是一种相对少见的先天畸形，发病率在活产儿中约 1/5 000~1/2 700。多数学者认为小肠闭锁为器官形成过程中宫内供血不足所引起[18,19]。先天性肠闭锁可分为 4 型：Ⅰ 型为膜样间隔闭锁，肠壁及肠系膜完整；Ⅱ 型为两个盲端由纤维索带连接，肠系膜完整；Ⅲ 型为远、近侧盲端完全分离，无纤维束带连接（Ⅲ A 型：盲端闭锁系膜呈"V"型缺损，Ⅲ B 型："Apple-peel"闭锁，闭锁两盲端分离）；Ⅳ 型为多发性闭锁[20]。产前超声可发现胎儿肠管扩张、积液，但较难判断梗阻原因及准确定位，磁共振可以利用胎儿肠管内天然造影剂即胎粪和羊水的产生、分布和 MRI 信号变化规律来判断梗阻部位。MRI 表现：最常见征象为狭窄或闭锁近端肠腔扩张，诊断标准为小肠肠管内径大于 7mm，长度超过 15mm[21]，扩张肠管多位于左上腹，扩张空肠呈长 T1 长 T2 信号；梗阻远端肠管空虚，结肠细小[22]，T1WI 可见结肠细小呈高信号影；可伴胎儿腹水、羊水增多（图 6-3）；当肠腔扩张导致继发性肠穿孔时，原肠管扩张征象可消失，当引起胎粪性腹膜炎时

产前行胎儿 MRI 检查,产后行上消化道造影及下消化道造影检查

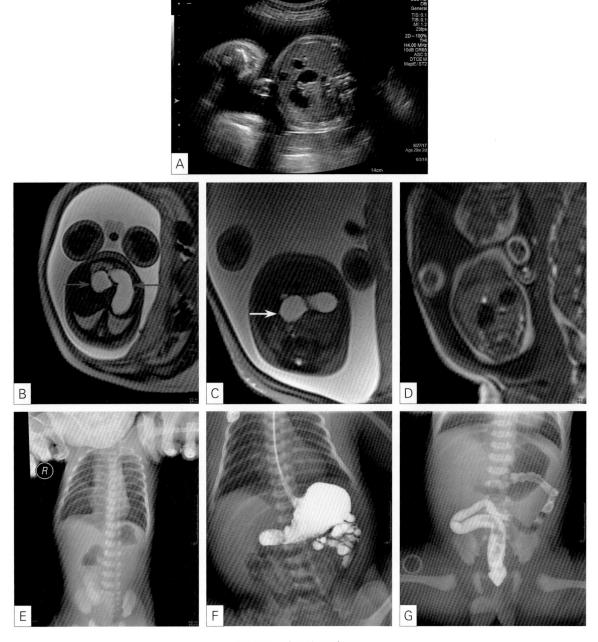

图 6-2　十二指肠梗阻

A. 产前胎儿 B 超腹部横切面示胎儿腹部 "双泡征",相互沟通。B-D. 产前 MRI HASTE 横轴位、T1WI 冠状位示胎儿胃泡及十二指肠球部明显增大呈 "双泡征",边界清楚,相互沟通,T1WI 为低信号,T2WI 为高信号 (红箭),远端略呈鸟嘴状 (白箭),羊水增多。E. 产后腹部立位片示腹部 "双泡征"。F. 产后上消化道造影示胃泡增大。G. 产后下消化道造影示细小结肠

产前行胎儿 MRI 检查,产后行腹部立卧位片及消化道造影检查

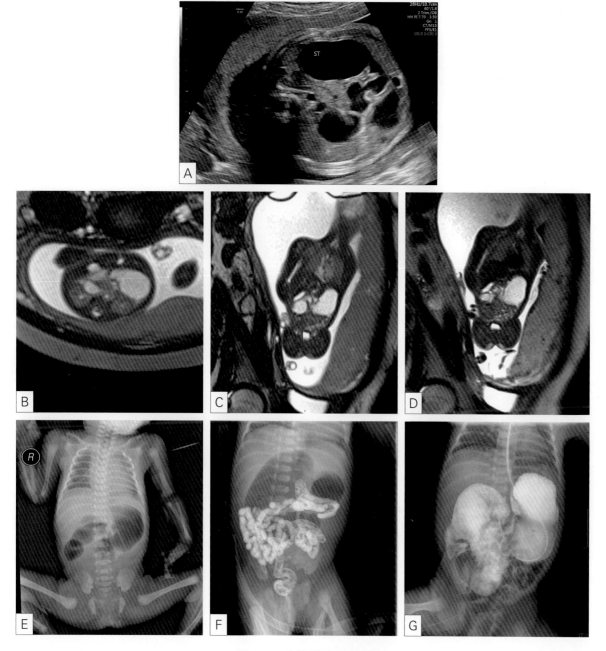

图 6-3　空肠狭窄及闭锁

A. 产前胎儿 B 超腹部横切面示胎儿上腹部可见迂曲扩张肠管,与胃泡相通。B-D. 产前 MRI HASTE 横轴位、Truefisp 冠状位及 HASTE 冠状位示胎儿中上腹部可见连续性扩张的小肠肠管影,最宽处直径约 12.6mm,呈长 T1 长 T2 信号改变(箭),羊水增多。E. 产后患儿腹部平片示中上腹部肠管充气扩张。F. 产后患儿下消化道造影示细小结肠。G. 产后患儿上消化道造影示胃泡、十二指肠及部分小肠显著扩张

表现为相应表现。

【鉴别诊断】空肠狭窄及闭锁主要需与回肠狭窄及闭锁所引起的肠梗阻相鉴别,详见下文所述。

四、回肠狭窄及闭锁

【临床病史】孕妇,24 岁,孕 39 周。

【产前检查】超声:提示胎儿全腹部肠管扩张(图 6-4)。

产前行胎儿 MRI 检查,产后行腹部立卧位片及消化道造影检查

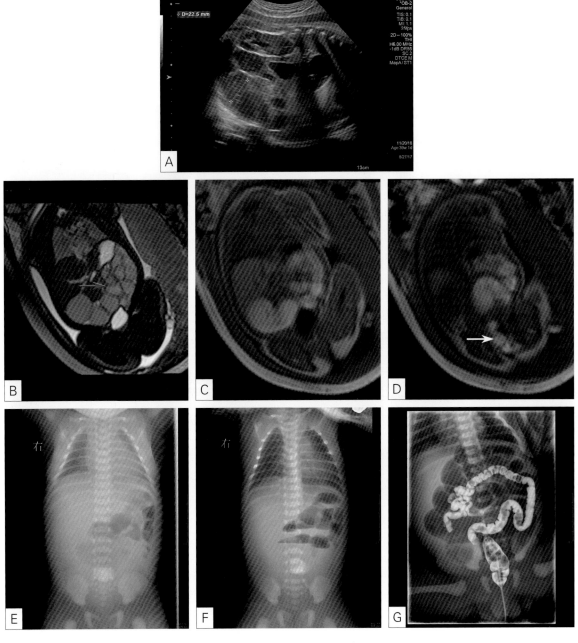

图 6-4　回肠狭窄及闭锁

A. 产前胎儿 B 超腹部横切面示胎儿全腹部肠管扩张。B-D. 产前胎儿 MRI T2-HASTE 及 T1 序列冠状位示胎儿腹部肠管扩张,最宽处直径约 34mm,主要呈短 T1 稍长 T2 信号改变(红箭),为扩张的回肠;中下腹部可见充填胎粪的短 T1 信号的结肠及直肠影(白箭)。E-F. 产后腹部立卧位片示患儿中上腹部肠管充气扩张,并可见气 - 液平面。

G. 产后下消化道造影示细小结肠,出生后手术证实为距回盲部 15cm 处回肠闭锁

【影像解析】先天性回肠狭窄及闭锁是一种相对少见的先天畸形,发病率在活产儿中约 1/5 000~1/2 700。多数学者认为回肠闭锁为器官形成过程中宫内供血不足所引起[18,19]。产前超声可发现胎儿肠管扩张、积液,但较难判断梗阻原因及准确定位,磁共振可以利用胎儿肠管内天然造影剂即胎粪和羊水的产生、分布和 MRI 信号变化规律来判断梗阻部位。回肠狭窄及闭锁 MRI 表现:最常见征象为狭窄或闭锁近端肠腔扩张,诊断标准为肠管内径大于 7mm,长度超过 15mm[21],扩张肠管多位于右下腹或全腹部,扩张肠腔内由于胎粪沉积,表现为 T1WI 稍高信号,T2WI 稍高或低信号[17,23];T1WI 可见结肠细小呈高信号影[22](图 6-4);可伴胎儿腹水;羊水增多表现较高位小肠梗阻少见;当肠腔扩张导致继发性肠穿孔时原肠管扩张征象可消失,当引起胎粪性腹膜炎时表现为相应表现。

【鉴别诊断】回肠狭窄及闭锁主要需与空肠狭窄及闭锁所引起的肠梗阻相鉴别;空肠梗阻,近端扩张的肠管与胃泡相连,在 T2WI 上扩张肠管的信号较高,与胃泡信号一致,在 T1WI 上为低信号;而回肠梗阻,扩张的肠管在 T2WI 上信号相比胃泡要低,分布范围要广,而在 T1WI 上由于有胎粪沉积呈稍高信号。回肠扩张另需与结肠扩张相鉴别,通过结肠解剖定位及与直肠关系不难鉴别。

五、肠重复畸形

【临床病史】孕妇,34 岁,孕 32 周。

【产前检查】超声:提示胎儿右下腹囊性包块(图 6-5)。

【影像解析】消化道重复畸形是一种少见先天畸形,从口腔至直肠任何部位都可发生,小肠重复畸形最多见,其发病率为 0.025%~1%,多认为是胚胎发育期间肠空化障碍所致,也可能是由憩室样外袋增生膨出、脊索 - 原肠分离障碍、原肠缺血坏死等引起,最常见于回肠或回盲部附近[24,25]。肠重复畸形根据其形态可分为囊肿型和管状型两种类型,根据其与主肠管有无交通分为交通型和非交通型:囊肿型大部分为非交通型,主要表现为圆形或椭圆形囊性无回声区,位于胎儿腹腔内,此型很难与腹腔囊肿鉴别[26];管状型大部分为交通型,多与主肠管关系密切,有共同的血液供应,可以有相同的组织结构,相同的浆膜、平滑肌及黏膜[27]。囊肿型肠重复畸形多位于肠管系膜侧,单房多见,呈类圆形长 T1、长 T2 信号,囊壁较厚,与肠壁信号相似,产后新生儿期增强 CT 或 MRI 检查可见囊壁强化程度与正常肠壁近似[28,29](图 6-5)。管状型肠重复畸形多位于主肠管侧缘,呈管状长 T1 长 T2 信号,管壁信号与肠壁相似,生后行 CT 薄层扫描可发现其与主肠管相通可明确诊断。

【鉴别诊断】肠重复畸形主要需与腹腔内其他囊性病变相鉴别,如肠系膜囊肿、卵巢囊肿、腹膜后淋巴管瘤等[26,30],其中与肠系膜囊肿较难鉴别;卵巢囊肿见于女性胎儿,位置、大小可发生变化;腹膜后淋巴管瘤壁薄,可累及腹膜后及下肢,内可见分隔。

六、先天性巨结肠

【临床病史】孕妇,32 岁,孕 35+ 周。

【产前检查】超声:提示腹部肠管扩张(图 6-6)。

产前行胎儿 MRI 检查、产后行 CT 平扫 + 增强检查

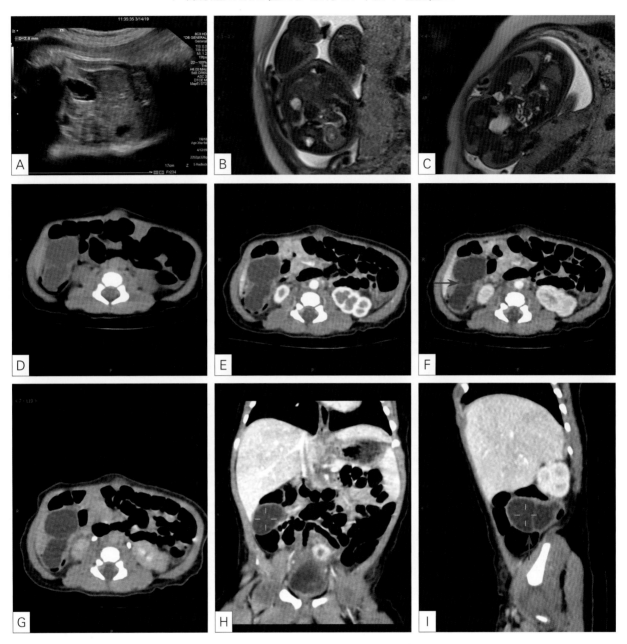

图 6-5　肠重复畸形

A. 产前胎儿 B 超腹部横切面示胎儿右下腹囊性包块。B、C. 产前 MRI HASTE 横轴位、冠状位示胎儿右下腹一不规则长 T1 长 T2 信号灶，内见分隔影，病灶边界尚清晰，大小约 1.2cm×0.9cm（箭）。D-I. 出生后腹部 CT 平扫及增强扫描肝右叶下方可见一多囊性占位，周围可见肠管包绕，增强扫描囊壁及分隔可见强化，内部无强化，手术证实为距回盲部 40cm 处回肠末端的肠重复畸形

行产前胎儿 MRI 检查

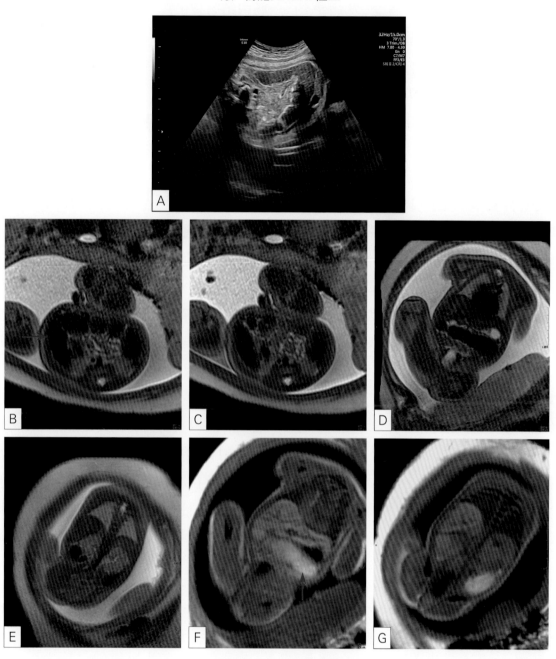

图 6-6　先天性巨结肠

A. 产前胎儿 B 超腹部横切面示胎儿腹部肠管扩张。B-G. 产前 MRI HASTE 横轴位、冠状位及 T1WI 冠状位示胎儿腹部可见部分结肠明显扩张，最宽径约 2.2cm，在 T1WI 序列上结肠内充满高信号胎粪影（箭），胎儿扩张的降结肠以下见较细小的部分降结肠及直肠，出生后手术证实为全肠段（包含小肠）无神经节细胞

【影像解析】先天性巨结肠是由于先天性肠壁肌间神经节细胞缺如所致肠道发育畸形[31]，故又称为无神经节细胞症，为小儿最常见的结肠病变，发病率约1/5 000~1/2 000。由于肠壁肌间神经节细胞缺如使病变肠段不能松弛呈痉挛状态，粪便通过障碍，近段肠管逐渐扩张和肥厚。先天性巨结肠根据累及病变结肠的长度，分为超短段型、短段型和长段型，长段型主要分为部分结肠、全结肠、全结肠及小肠。痉挛段以上肠管神经节细胞稀少为移行段。移行段以上肠管神经节细胞分布正常，肠管明显增厚、扩张，称为扩张段。先天性巨结肠不同节段肠管影像征象不同，痉挛段：肠管管径均在正常以下，边缘呈花边状、锯齿状或僵直可见痉挛切迹[32-34]；移行段：位于痉挛段及扩张段之间，多成漏斗状或环形狭窄后突然扩张，少数呈袖筒状[35]；扩张段：移行段以上肠管明显扩张（有学者推荐足月时结肠内径最大值不超过 23mm[36]），结肠袋减少，黏膜增厚（图 6-6）。

【鉴别诊断】先天性巨结肠主要需与先天性肛门闭锁、结肠闭锁与狭窄等相鉴别[30]，先天性肛门闭锁的闭锁端为盲端，且多数肠管扩张不明显；结肠闭锁与狭窄较少见，梗阻近端结肠扩张或不扩张，扩张的结肠内结肠袋正常。

第二节
实质性脏器异常

肝脏血管内皮细胞瘤

【临床病史】孕妇，28 岁，孕 31+3 周。

【产前检查】超声：提示腹部实性包块（图 6-7）。

【影像解析】肝脏血管内皮细胞瘤是以血管内皮细胞异常增殖为特征的先天性良性肿瘤，具有血管内皮细胞增殖和增生后自然消退的生物学特性。胎儿及新生儿肿瘤 60.3% 以上为血管内皮细胞瘤[37-39]，其发病机制目前并不明确[39]，良性血管内皮细胞瘤通常在 1 岁以后自行消退，常采用保守治疗，但在胎儿期由于病变内部的动静脉分流可导致胎儿致死性的改变，胎儿期明确诊

产前行胎儿腹部 MRI 检查、出生后行上腹部 MRI 平扫 + 增强检查

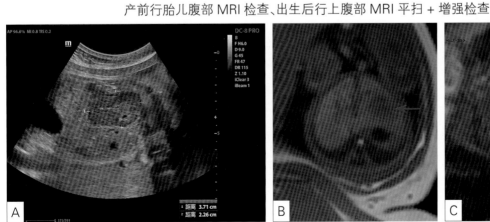

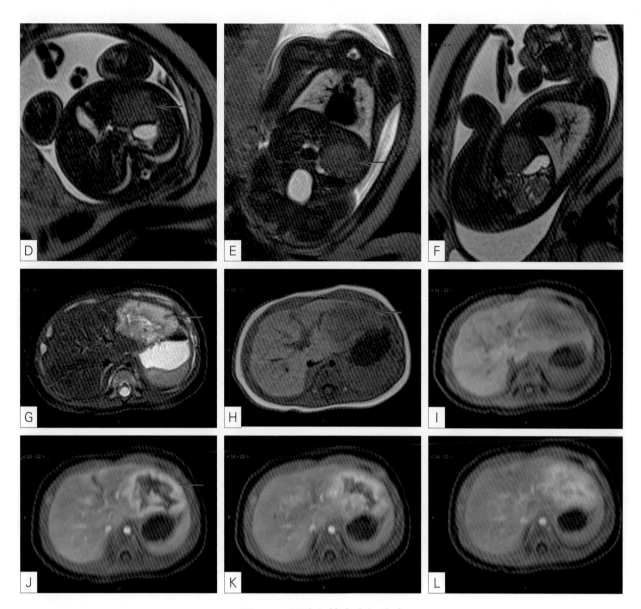

图 6-7 肝脏血管内皮细胞瘤

A. 产前胎儿 B 超腹部横切面示胎儿腹部实性包块。B-F. 产前 MRI T1WI、DWI 横轴位及 HASTE 横轴位、冠状位、矢状位扫描示胎儿左上腹偏前方(肝左叶下方、胃泡前方、左肾前上方)可见一个类圆形肿块,呈稍长 T1 稍长 T2 信号灶,信号较均匀,边界较清晰,大小约 3.6cm×3.1cm×3.0cm,肿块与肝左叶关系密切,胃泡影被挤向后方,与左肾边界清晰,DWI 上病灶呈稍高信号(箭)。G-L. 产后上腹部 MRI 平扫 + 动态增强扫描示肝左叶可见范围约 5.0cm×3.3cm×3.7cm 肿块,呈稍长 T1 稍长 T2 信号影,边界清晰,形态不规则,其内信号欠均匀,增强扫描可见病灶明显不均匀强化,动脉期周围环形强化(箭),静脉期及延时扫描逐渐向中央填充强化,中心仍可见少许低强化区,考虑为肝左叶血管内皮细胞瘤

断对于评估预后非常重要[40]。肝血管内皮细胞瘤 MRI 表现:肿瘤边界清晰,T1WI 多呈不均匀低信号,T2WI 呈不均匀高 / 稍高信号;当瘤体内部出现出血时 T1WI 表现为低信号内部见点状、小片状 T1 高信号影,对出血有一定的定性诊断作用;当瘤体内出现坏死时可见长 T1、长 T2 信号坏死区(图 6-7)。亮血序列可显示血管内皮细胞瘤内的供血动脉(环绕肿瘤周边或分支深入瘤体内部)以及肿块远端的腹主动脉变细,是诊断胎儿肝脏血管内皮细胞瘤较有特征性的表现[41-43]。

【鉴别诊断】肝血管内皮细胞瘤需与肝脏内其他肿瘤相鉴别,如间质错构瘤和肝母细胞瘤,间质错构瘤是胎儿肝脏第二常见的良性占位病变,主要由肝细胞、胆道结构、纤维组织组成,可表现为多发囊性、实性或混合包块,常合并 Beckwith-Wiedemann 综合征[44];肝母细胞瘤是胎儿肝脏最常见的恶性肿瘤,多表现为肝内较大的实性结节,内部常合并出血,常并发其他多发畸形,预后较差[38,41]。肝右后叶血管内皮细胞瘤还需与肾上腺区神经母细胞瘤相鉴别,主要为定位的判断。

第三节
胆道系统疾病

一、胆总管囊肿

【临床病史】孕妇,21 岁,妊娠 23 周。

【产前检查】B 超:胃泡右侧,胆囊下方

囊性包块(图 6-8)。

【影像解析】先天性胆总管囊肿(congenital choledochocyst)患病率约为 1/150 000~1/100 000,亚洲人多发,男女比为 1 : 4~1 : 3[45]。其病因尚未明确,一般认为与胆胰管合流异常、胆总管远端梗阻、胆总管先天发育薄弱等有关。Dewbury KC 等学者于 1980 年首次报道了产前诊断胆总管囊肿[46]。胆总管囊肿囊壁由致密结缔组织和炎症反应的平滑肌纤维交织在一起组成,通常增厚,正常的胆管黏膜层不复存在。其分类取决于受累胆管的部位,Todani 将胆总管囊肿分为五型[47],Ⅰ 型:胆总管囊性扩张,肝内胆管正常,最常见;Ⅱ 型:胆总管囊性憩室;Ⅲ 型:胆总管十二指肠壁内段囊性扩张,极为罕见;Ⅳ 型:肝内和肝外胆管同时囊性扩张,为第二常见类型;Ⅴ 型:Caroli 病,肝内胆管囊性扩张,肝外胆管相对正常。最常见的类型是胆总管纺锤形扩张(Ⅰ 型),Ⅰ 型胆总管囊肿占 85%~90%,目前,文献报道的所有产前诊断的胆总管囊肿都是 Ⅰ 型囊肿。约 60% 产前诊断为胆总管囊肿的胎儿生后发现有完全性末端胆管梗阻。胎儿胆总管囊肿的诊断主要依赖于超声及磁共振,超声为首选检查方法。磁共振表现为肝门区长 T1、长 T2 信号的囊性肿块(图 6-8),可伴有肝内胆管扩张[48],如能显示囊肿与扩张肝内胆管相通则可明确胆总管囊肿的诊断。磁共振在显示囊肿与胆道系统相通上比超声更有优势。

【鉴别诊断】胆总管囊肿需与先天性胆道闭锁、肝囊肿、卵巢囊肿、十二指肠梗阻、肠重复畸形、肾盂积水等相鉴别[49,50]。

产前行胎儿 MRI 检查、产后新生儿期行 MRI 平扫 +MRCP+ 增强检查

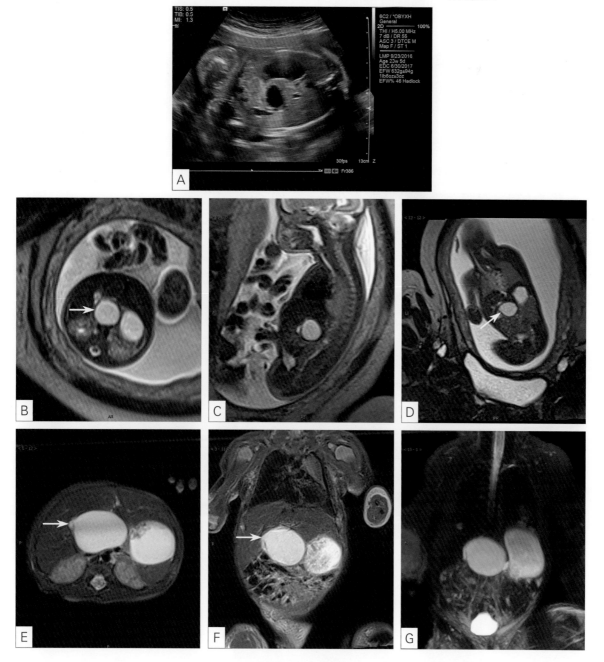

图 6-8　胆总管囊肿

A. 产前胎儿 B 超腹部横切面示胎儿中腹部,胃泡右侧,胆囊下方囊性包块。B-D. 产前 MRI HASTE 横轴位、矢状位及冠状位示胎儿右上腹胆囊后方近肝门区可见一直径约 1.6cm 类圆形长 T2 信号影,边界清楚,周围可见胃泡及十二指肠环绕,下方略呈鸟嘴状(箭)。E、F. 产后 MRI T2WI 横轴位及冠状位示肝门区可见一类圆形长 T1 长 T2 信号囊状影,最大径约 4.5cm×3.3cm×3.2cm,可见细小管状影向肝内延伸,似见胆囊管汇入(箭)。G. 产后 MRCP 示肝门区囊状影见与肝内胆管相通,向胰头走向延伸(箭)

其中较难鉴别的是先天性胆道闭锁,两者的鉴别主要从囊肿大小、形态及不同时期的表现几个方面:①胆总管囊肿随时间进展会增大,而胆道闭锁不会;②胆道闭锁所致囊性灶多小于2.5cm,而胆总管囊肿多大于4cm,且可伴有肝内胆管扩张;③小的无回声囊肿一般倾向于胆道闭锁,而大的及随孕周增大而增大的囊肿则倾向于胆总管囊肿[51]。肝囊肿多为孤立的类圆形囊肿,形态较规则、饱满,张力较大,而胆总管囊肿形态变化比较大。卵巢囊肿多位于下腹盆腔,动态监测其位置可发生变化、长径变小可鉴别[52]。十二指肠梗阻典型的表现为上腹部双泡征,与胃泡相通,不难鉴别。肠重复畸形、肾盂积水与胆总管囊肿在发生部位、形态方面均有显著差异,可鉴别。

二、胆囊未显示

【临床病史】孕妇,32岁,妊娠36⁺周。

【产前检查】B超:胎儿胆囊未见显示(图6-9)。

【影像解析】胎儿胆囊显示率依孕周

产前行胎儿B超检查及MRI平扫检查

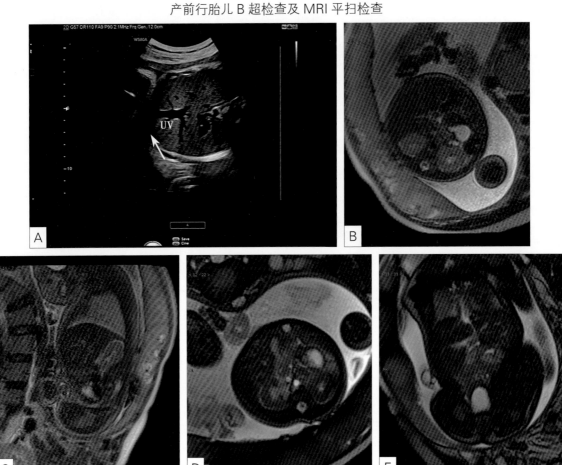

图6-9 胆囊未显示

A. 产前胎儿B超腹部横切面示胎儿胆囊未见显示。B-E. 产前MRI HASTE横轴位、矢状位及True FISP横轴位、冠状位图像示胎儿胆囊窝处胆囊显示欠佳,胆道系统未见明显扩张,羊水增多

及扫查方式不同,为 68.6%~99.9% 不等[53]。通常其显示率在晚孕时明显下降。胎儿胆囊不显示(non-visualization of gallbladder,NVGB)是胎儿胆囊异常中最常见的类型[54],表现为胎儿胆囊轮廓不清或胆囊液腔不显示。多数胎儿由胆囊收缩所致,经随访胆囊可在晚孕或生后再显示,再出现率 50%~73.9% 不等[53,55]。其他病因为各种病理机制作用下导致的胆囊、胆道先天性发育异常,包括:先天性无胆囊、肝外胆道闭锁、囊性纤维化、染色体异常等,往往预后不良[56-58]。由胆囊收缩所致的胎儿 NVGB 称为孤立性胎儿NVGB。先天性无胆囊是胎儿 NVGB 的常见病因,可能与胚胎时期胆囊芽形成或空化受阻有关,通常不伴有其他异常,尤其在孤立性 NVGB 中所占比例最高达 25.9%,均预后良好[59]。胎儿 NVGB 表现为胆囊窝位置未见液性胆囊腔信号(图 6-9),或仅见细条状 T2WI 稍高信号影,随访复查部分胎儿可于后期或产后显示正常胆囊结构,部分生后亦未见胆囊结构,即为先天性无胆囊。

(湖北省妇幼保健院 蒋诚诚
刘芳 兰为顺)

参 考 文 献

[1] 孙苏娜,王俊. 长段缺失型食管闭锁的诊治现状与进展[J]. 临床小儿外科杂志,2018;17(3):36-42.

[2] Felix JF,Jong EM D,Torfs CP,et al. Genetic and environmental factors in the etiology of esophageal atresia and/or tracheoesophageal fistula:An overview of the current concepts [J]. Birth Defects Research Part A:Clinical & Molecular Teratology, 2009;85(9):747-754.

[3] Oddsberg J,Lu Y,Lagergren J. Maternal diabetes and risk of esophageal atresia [J]. Journal of Pediatric Surgery,2010;45(10):2004-2008.

[4] Källén B,Finnström O,Lindam A,et al. Congenital malformations in infants born after in vitro fertilization in Sweden [J]. Birth Defects Research Part A:Clinical & Molecular Teratology,2010;88(3):137-143.

[5] Spitz L. Esophageal atresia [J]. Orphanet journal of rare diseases,2007;2(1):1-13.

[6] 孙苏娜,潘伟华,邬文杰,等. 食管内牵引延长治疗长段缺失型食管闭锁[J]. 中华小儿外科杂志,2018;39(4):246-249.

[7] Kalache DK D,Chaoui R,Mau H,et al. The upper neck pouch sign:a prenatal sonographic marker for esophageal atresia [J]. Ultrasound in Obstetrics & Gynecology,1998;11(2):138-140.

[8] LJ Salomon,P. Sonigo,P. Ou,et al. Real-time fetal magnetic resonance imaging for the dynamic visualization of the pouch in esophageal atresia [J]. Ultrasound in Obstetrics & Gynecology,2009;34:471-474.

[9] Garabedian C,Verpillat P,Czerkiewicz I,et al. Does a combination of ultrasound,MRI,and biochemical amniotic fluid analysis improve prenatal diagnosis of esophageal atresia? [J]. Prenatal Diagnosis,2014;34(9):839-842.

[10] Hochart V,Verpillat P,Langlois C,et al. The contribution of fetal MR imaging to the assessment of esophageal atresia [J]. European Radiology,2015;25(2):306-314.

[11] 郑珊,郑继翠. 新生儿十二指肠梗阻的诊断与治疗[J]. 中华胃肠外科杂志,2011;14(10):749-750.

[12] Matthew J Lawrence,W D Andrew Ford,Margaret E Furness,et al. Congenital duodenal obstruction:early antenatal ultrasound diagnosis [J]. Pediatric Surgery International,2000;16(5-6):342-345.

［13］Qing-Jiang Chen，Zhi-Gang Gao，Jin-Fa Tou，et al. Congenital duodenal obstruction in neonates：a decade experience from one center［J］. World Journal of Pediatrics，2014；10（3）：238-244.

［14］Basu R，Burge DM. The effect of antenatal diagnosis on the management of small bowel atresia［J］. Pediatric Surgery International，2004；20（3）：177-179.

［15］张悦，马继东，张艳霞，等. 36 例新生儿环状胰腺的诊治分析［J］. 北京医学，2016；38（8）：792-794.

［16］Kucińska-Chahwan A，Posiewka A，Bijok J，et al. Clinical significance of the prenatal double bubble sign-single institution experience［J］. Prenatal Diagnosis，2015；35（11）：1093-1096.

［17］邵剑波，马慧静，郑楠楠，等. MRI 在诊断胎儿肠梗阻中的临床应用［J］. 中华放射学杂志，2014；48（12）：982-986.

［18］Ladd AP，Grosfeld JL，Pescovitz OH，et al. The effect of growth hormone supplementation on late nutritional independence in pediatric patients with short bowel syndrome［J］. Journal of Pediatric Surgery，2005；40（2）：442-445.

［19］Fishmanc SJ，Islam S，Buonomo C，et al. Nonfixation of an atretic colon predicts Hirschsprung's disease［J］. Journal of Pediatric Surgery，2001；36（1）：202-204.

［20］李正，王慧贞，吉士俊. 实用小儿外科学［M］. 北京：人民卫生出版社，2001：703-704.

［21］Nyberg DA，Mack LA，Patten RM，et al. Fetal bowel：normal sonographic findings［J］. Journal of Ultrasound in Medicine，1987；6（1）：3-6.

［22］Colombani M，Ferry M，Toga C，et al. Magnetic resonance imaging in the prenatal diagnosis of congenital diarrhea［J］. Ultrasound in Obstetrics & Gynecology，2010；35（5）：560-565.

［23］Carcopino X，Chaumoitre K，Shojai R，et al. Use of fetal magnetic resonance imaging in differentiating ileal atresia from meconium ileus［J］. Ultrasound in Obstetrics & Gynecology，2006；28（7）：976-977.

［24］李胜利，罗国阳. 胎儿畸形产前超声诊断学［M］. 2 版. 北京：科学技术出版社，2017：563-616.

［25］Ben-Ishay O，Connolly SA，Buchmiller TL. Multiple duplication cysts diagnosed prenatally：case report and review of the literature［J］. Pediatric Surgery International，2013；29（4）：397-400.

［26］Hyett J. Intra-abdominal masses：prenatal differential diagnosis and management［J］. Prenatal Diagnosis，2008；28（7）：645-655.

［27］连细华，吕国荣，郑丽萍. 产前超声诊断胎儿肠道重复畸形的临床意义［J］. 中华超声影像学杂志，2016；25（4）：362-363.

［28］Correia-Pinto J，Tavares ML，Monteiro J，et al. Prenatal diagnosis of abdominal enteric duplications［J］. Prenatal Diagnosis，2000；20（2）：163-167.

［29］Laje P，Flake AW，Adzick NS. Prenatal diagnosis and postnatal resection of intraabdominal enteric duplications［J］. Journal of Pediatric Surgery，2010；45（7）：1554-1558.

［30］李胜利，廖伊梅. 胎儿消化系统畸形的诊断思维方法［J］. 中华医学超声杂志（电子版），2018；15（5）：321-329.

［31］佘亚雄. 小儿外科学［M］. 3 版. 北京：人民卫生出版社，1997：154.

［32］沈全力，李国平，帕米尔. 新生儿先天性巨结肠不典型 X 线征群的探讨［J］. 中华放射学杂志，2003；37（10）：939-944.

［33］Arthur R. Caffey's Pediatric Diagnostic Imaging［J］. Clinical Radiology，2005；60（3）：411-412.

［34］Rosenfield NS，Ablow RC，Markowitz RI，et al. Hirschsprung disease：accuracy of the barium enema examination［J］. Radiology，1984；150（2）：393-400.

［35］徐赛英，主编. 实用儿科放射诊断学［M］. 北京：北京出版社，1998：617-618.

［36］Parulekar SG. Sonography of normal fetal bowel

［J］. Journal of Ultrasound in Medicine, 1991; 10 (4): 211-220.

［37］ Makin E, Davenport M. Fetal and neonatal liver tumours ［J］. Early Human Development, 2010; 86 (10): 637-642.

［38］ Isaacs Jr H. Fetal and neonatal hepatic tumours ［J］. Journal of Pediatric Surgery, 2007; 42: 1797-1803.

［39］ Davenpoert M. Hemangioendothelioma of the liver in infants ［J］. Journal of Pediatric Surgery, 1995; 30.

［40］ Gembruch U, Baschat AA, Gloeckner-Hoffmann K, et al. Prenatal diagnosis and management of fetuses with liver hemangiomata ［J］. Ultrasound in Obstetrics & Gynecology, 2002; 19 (5): 454-460.

［41］ 董素贞, 朱铭, 李奋, 等. 胎儿肝脏血管内皮瘤 MRI 诊断的初步探讨 ［J］. 中国医学计算机成像杂志, 2011; 17 (5): 429-432.

［42］ Zhong YM, Yin MZ, Zhu M, et al. Use of fetal MRI in diagnosing hepatic hemangioendotheliomas: a report of four cases ［J］. European Journal of Radiology, 2010; 75 (3): 301-305.

［43］ Jiao-Ling L, Xiu-Ping G, Kun-Shan C, et al. Huge fetal hepatic Hemangioma: prenatal diagnosis on ultrasound and prognosis ［J］. BMC Pregnancy & Childbirth, 2018; 18 (1): 2.

［44］ Mark R Ferguson, Teresa Chapman, Manjiri Dighe. Fetal tumors: imaging features ［J］. Pediatric Radiology, 2010; 40 (7): 1263-1273.

［45］ Congo K, Lopes MF, Patrícia HOliveira, et al. Outcomes of choledochal cysts with or without intrahepatic involvement in children after extrahepatic cyst excision and Roux-en-Y hepaticojejunostomy ［J］. Annals of hepatology: official journal of the Mexican Association of Hepatology, 2012; 11 (4): 536-543.

［46］ Dewbury KC, Aluwihare AP, Birch SJ, et al. Prenatal ultrasound demonstration of a choledochal cyst ［J］. Br J Radiol, 1980; 53 (633): 906-907.

［47］ Todani T, Watanabe Y, Narusue M, et al. Congenital Bile Duct Cysts: classification, operative procedures, and review of thirty-seven cases including cancer arising from choledochal cyst ［J］. The American Journal of Surgery, 1977; 134 (2): 263-269.

［48］ Wong MC, Cheung YC, Liu YH, et al. Prenatal diagnosis of choledochal cyst using magnetic resonance imaging: a case report ［J］. World Journal of Gastroenterology, 2005; 11 (32): 5082-5083.

［49］ Tongprasert F, Traisrisilp K, Tongsong T. Prenatal diagnosis of choledochal cyst: a case report ［J］. Journal of Clinical Ultrasound, 2012; 40 (1): 48-50.

［50］ Redkar R, Davenport M, Howard ER. Antenatal diagnosis of congenital anomalies of the biliary tract ［J］. Journal of Pediatric Surgery, 1998; 33 (5): 700.

［51］ Harring TR, Nguyen NT T, Liu H, et al. Caroli disease patients have excellent survival after liver transplant ［J］. Journal of Surgical Research, 2012; 177 (2): 365-372.

［52］ Nakamura M, Ishii K, Murata M, et al. Postnatal Outcome in Cases of Prenatally Diagnosed Fetal Ovarian Cysts under Conservative Prenatal Management ［J］. Fetal Diagnosis and Therapy, 2014; 37 (2): 129-134.

［53］ Wax JR, Grimes CK, Jacquelyn B, et al. Two- and three-dimensional prenatal sonographic diagnosis of hepatic cysts ［J］. Journal of Clinical Ultrasound, 2010; 37 (2): 96-99.

［54］ 马西蕊, 刘纯刚. 胎儿水肿综合征的超声诊断 ［J］. 医学影像学杂志, 2008; 18 (8): 911-913.

［55］ Jr HI. Fetal and neonatal hepatic tumors ［J］. Journal of Pediatric Surgery, 2007; 42 (11): 1797-1803.

［56］ Ingrid IDuguépéroux, Scotet VV, Marie Pierre MP Audrézet, et al. Nonvisualization of fetal gallbladder increases the risk of cystic fibrosis[J]. Prenatal Diagnosis,2012;32(1):21-28.

[57] Giacobbe A,Giorgio E,Dinatale A,et al. Nonvisualization of fetal gallbladder:a case report and review of the literature[J]. Journal of prenatal medicine,2010;4(3):43-44.

[58] Shen O,Rabinowitz R,Yagel S,et al. Absent gallbladder on fetal ultrasound:prenatal findings and postnatal outcome[J]. Ultrasound in Obstetrics & Gynecology,2011;37(6):673-677.

[59] Venkat-Raman DN,KW Murphy,K Ghaus,et al. Congenital absence of portal vein in the fetus: a case report[J]. Ultrasound in Obstetrics & Gynecology,2001;17(1):71-75.

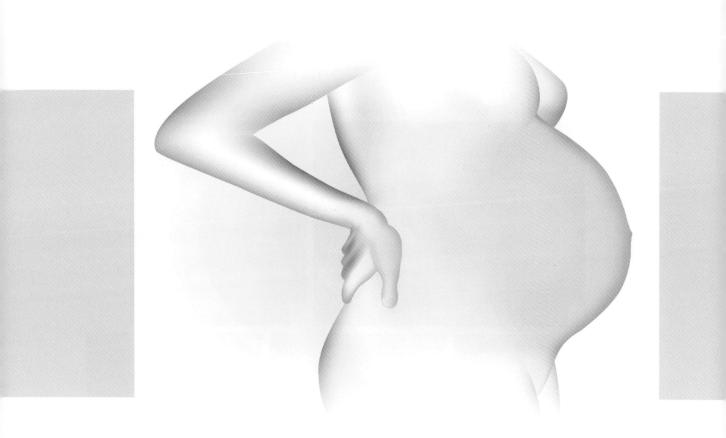

第七章

泌尿生殖系统

第一节
肾脏疾病

一、多囊性肾发育不良

【临床病史】孕妇,25 岁,孕 1 产 0,妊娠 25 周。

【产前检查】B 超:胎儿右肾体积增大,大小约 3.7cm×6.2cm,内可见多个大小不等互不相通的无回声(图 7-1)。

【影像解析】多囊性肾发育不良(multicystic dysplastic kidney,MCDK)是产前常见的一种肾脏囊性病变,患肾失去正常形态,为不规则的大小囊肿所代替,肾脏功能丧失并常伴有输尿管发育异常。新生儿发病率为 1/4 300,无家族性,男性多见,多为单侧发病,左侧多见[1,2]。MCDK 病因尚未完全阐明,目前多认为系胎儿早期输尿管上段和 / 或肾盂的供血血管损伤导致肾盂、输尿管闭锁致后肾退化,肾小管呈囊性扩张,输尿管缺如或粗大呈条索状[3]。MCDK 的影像学表现有一定的特征性,表现为患侧肾区未见正常肾盂结构,呈数量不等、大小不一、形态不规则的囊性信号影,T1WI 呈低信号,T2WI 呈高信号,囊肿直径 0.3cm~4.0cm,囊分隔显示清晰,各囊肿孤立存在,互不相通[4]。对侧肾脏则不受累,随访时羊水量正常、DWI 序列肾脏高信号存在提示健侧肾脏

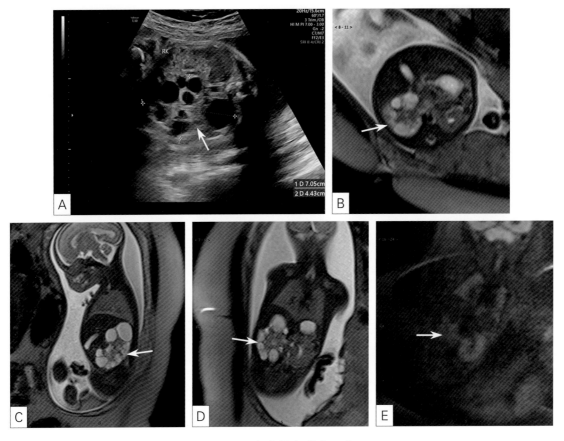

图 7-1　多囊性肾发育不良

A. 产前超声横切面胎儿右肾体积增大,回声呈多囊样改变。B-E. 产前 MRI HASTE 横轴面、矢状面及冠状面示胎儿右肾(箭)体积明显增大,呈多个大小不等囊状改变,DWI 上隐约可见中心区少许稍高信号

肾功能良好。出生后随访提示,患侧肾脏常自行萎缩,不影响患儿的肾脏功能。在不合并染色体异常和其他系统结构异常时,胎儿单纯单侧 MCDK 多预后良好,应避免不必要的人为干预甚至终止妊娠[5]。

【鉴别诊断】主要与肾盂输尿管连接处狭窄、常染色体显性遗传性多囊肾病(ADPKD)、常染色体隐性遗传性多囊肾病(ARPKD)和 13 三体综合征等相鉴别。肾实质的囊肿与肾盂输尿管相通提示肾盂输尿管连接处狭窄。ADPKD 的囊肿分布无规律,而 MCDK 的囊肿沿着外周分布。ARPKD 的肾脏体积明显增大,信号增高且囊肿不易分辨。13 三体综合征的肾脏信号增高,并且小的囊肿均匀分布于肾实质内。

二、常染色体显性遗传性多囊肾病

【临床病史】孕妇,30 岁,孕 1 产 0,妊娠 39 周。

【产前检查】B 超:胎儿双肾体积稍大,回声增强,左肾大小为 3.6cm×6.3cm,右肾大小为 3.7cm×6.6cm。胎儿肝右叶可见数个不规则的无回声区,其中一个大小为 0.7cm×1.0cm,未见明显血流信号(图 7-2)。

【影像解析】常染色体显性遗传性多

产前磁共振检查,引产后磁共振检查

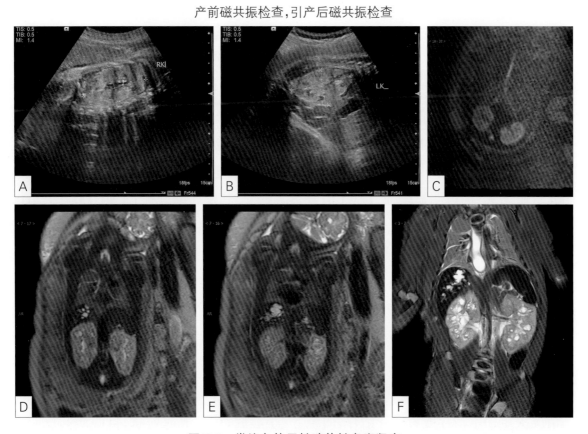

图 7-2　常染色体显性遗传性多囊肾病

A、B. 产前超声矢状切面胎儿双肾体积稍大,回声增强。C-E. 产前 MRI DWI 横轴面示双肾高信号存在,HASTE 冠状面示胎儿双肾体积稍大,双肾信号稍不均匀增高,其内隐约可见数个大小不等囊性灶,边界欠清,双侧肾盂肾盏未见明显积水扩张,肝实质内还可见多个大小不等囊性灶。F. 引产后 MRI True FISP 冠状面双肾及肝脏多发囊性灶

囊肾病（autosomal dominant polycystic kidney disease，ADPKD）是以多发性肾囊肿的出现和肾脏增大为特征的常染色体显性遗传病，发病率约为1/1 000~1/400，是一种可以危及生命的全身性疾病，通常合并有肝囊肿、胰腺囊肿、心瓣膜病、结肠憩室及颅内动脉瘤等多种脏器病变[6]。80%~85%的ADPKD患者携带基因*PKD1*，位于16号染色体16P13，编码蛋白polycystin-1（PC-1）。10%~15%的ADPKD患者携带基因*PKD2*，位于4号染色体4q21；编码蛋白polycystin-2（PC-2），少部分患者携带基因*PKD3*[7]。ADPKD患者的肾囊肿可以发生于肾脏各个部位，通常以集合系统囊肿为主，原发于肾皮质的囊肿较少见，随着囊肿不断扩大，增大的囊肿可以与集合系统分离，但分离后的囊肿仍可继续缓慢增大。ADPKD患者在胎儿时期肾脏就已经出现大量小囊肿，这些囊肿会在患儿出生后不断增大。与健康儿童相比，ADPKD患儿出生时肾脏体积相对较大。特征影像表现为胎儿肾脏较相同孕周的胎儿肾脏增大，回声明显增强，T2WI信号增高，内可见大小不等的囊肿，羊水量在正常范围内，常伴有肝囊肿、胰腺囊肿[8]。部分ADPKD在胎儿时期不出现任何异常的影像学表现。ADPKD是最常见的引起肾衰竭的遗传性因素，占接受透析治疗患者的10%。目前对于ADPKD的治疗方式仍未有统一标准，多根据患者临床症状及肾脏功能损伤情况决定手术治疗或者保守治疗，而绝大多数患者最终都需行肾替代治疗[9]。

【鉴别诊断】 主要与多囊性肾发育不良（MCDK）、肾囊肿、常染色体隐性遗传性多囊肾病（ARPKD）等相鉴别。MCDK的囊肿沿着外周分布。肾囊肿多发生于单侧肾脏、单发，肾脏体积多无明显变化。ARPKD的肾脏体积明显增大，信号增高且囊肿不易分辨，而ADPKD胎儿肾脏内可见大小不等的囊肿，常伴有肝囊肿、胰腺囊肿。

三、常染色体隐性遗传性多囊肾病

【临床病史】 孕妇，26岁，孕1产0，妊娠24周。

【产前检查】 B超：双肾体积增大，实质回声增强，皮髓质分界不清，左肾大小约3.1cm×4.2cm，右肾大小约2.8cm×3.9cm（图7-3）。

【影像解析】 常染色体隐性遗传性多囊肾病（autosomal recessive polycystic kidney disease，ARPKD）是一种以肾集合管和肝内胆管扩张、畸形及肝脏和肾脏纤维化为特点的遗传性疾病，胎儿期肾脏呈多囊性改变，既往也称为肾小管扩张、海绵肾、假囊肾病[10]。其发病率只有1：40 000~1：20 000，较为罕见，各人种和男女之间的患病率无明显差别。本病由单基因*PHKD1*突变引起，*PKHD1*证实定位在6P21[11]。此外，*PHKD1*基因的编码蛋白也高表达于肝脏和肺组织，同样可以导致肝内胆管扩张、中央胆管缺如、门静脉发育不良、肝纤维化和肺发育不良等。ARPKD尸检显示为弥漫分布的细小囊腔，排列成放射状，自髓质向皮质形成圆柱状或梭形扩张的间隙，使皮髓质难以分界[12]。超声主要表现为双侧肾脏体积增大，由于大量存在的微小囊泡结构造成丰富

产前 B 超检查、产前 MRI 检查及引产后 MRI 检查

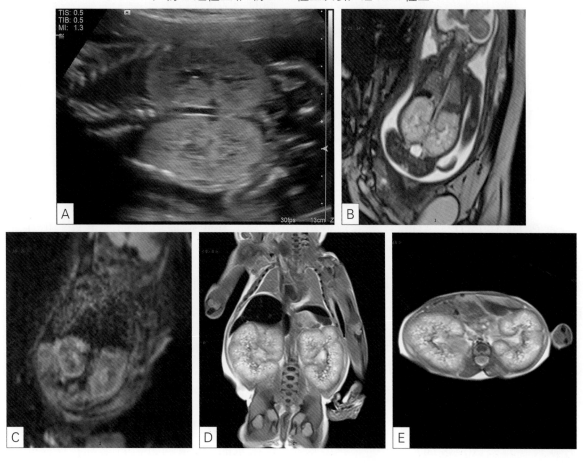

图 7-3　常染色体隐性遗传性多囊肾病

A. 产前超声冠状切面胎儿双肾体积增大，实质回声增强，皮髓质分界不清。B、C. 产前 MRI HASTE 冠状面示胎儿双肾外形增大，双肾信号增高，其内可见小囊状结构，皮髓质分界不清，DWI 冠状面示双肾信号减低。D、E. 引产后 MRI True FISP 冠状面及横断面示双肾外形增大，信号增高，其内可见小囊状结构，皮髓质分界不清

的界面反射而致肾实质回声增强，仔细观察似筛孔状结构，胎儿腹围增大，羊水过少，膀胱不显示。胎儿 ARPKD 在 MRI 上表现双肾体积明显增大，但仍保持肾外形；T2WI 上双肾信号明显增高，呈致密影，或皮髓质内见弥漫性针尖大小信号增高的囊泡影，呈放射状排列，呈"苦瓜样"表现，是诊断本病的特有征象[13]；羊水过少，膀胱不能充盈显示；双肺发育不良，常继发于肾功能不全所致的羊水过少。目前还可通过连锁基因分析（如果这个家庭先前已经有 1 个患病的孩子）和直接检测 *PKHD1* 基因的突变来诊断 ARPKD。由于 *PKHD1* 基因的复杂性，只有 60%~75% 的患者能够通过基因序列测定来检测出 *PKHD1* 的突变[11]。胎儿 ARPKD 的预后较差，75% 的胎儿在产后数小时到数天内死亡，致死的原因主要是双侧巨大肾脏使横膈抬高以及先天性肺发育不良引起呼吸衰竭、肾功能不全。新生儿期后患儿的 10 年生存率约为 80%，其中一部分发展为进行性肾功能不全，10 岁以前进展为终末期肾病的 >30%，另有 20%~30% 在青春期进入

终末期肾病[10]。胎儿肾脏体积大小也是影响生存的因素，因为与扩张导管的数量成正比，若胎儿期 ARPKD 的肾脏体积大于同龄儿肾脏体积的 4 个标准差，则预后较差，建议终止妊娠。

【鉴别诊断】主要与常染色体显性遗传性多囊肾病（ADPKD）、多囊性肾发育不良（MCDK）、梗阻性囊性发育不良肾（OCDK）等相鉴别。ADPKD 呈常染色体显性遗传，致病基因为 *PKD1* 和 *PKD2*。ADPKD 患者双肾虽有增大，但轮廓常不规则，囊肿可分布于皮质及髓质、大小不等、形态多样；肝囊肿常孤立分散于肝实质，而不是集中分布于门静脉系统。一般 ADPKD 多具有父母患病的阳性家族史，而 ARPKD 中父母没有肾脏囊肿在诊断中非常重要。MCDK 无遗传性，常单侧发病，但双侧发病者可高达 23%。若梗阻发生于妊娠较晚时期（10~38 周），表现为非典型的肾盂积水形态。如果双侧发病，则有羊水少，膀胱不显示等征象。梗阻性囊性发育不良肾（OCDK）是胎儿尿液排出受阻，泌尿系尿量增多，肾单位受到挤压而使肾盏扩张的肾脏囊性疾病。常双侧发病，本病无遗传性。

四、重复肾

【临床病史】孕妇，28 岁，孕 1 产 0，妊娠 30 周。

【产前检查】B 超：右肾积水，右侧输尿管扩张，膀胱后囊肿（图 7-4）。

【影像解析】重复肾（duplication of kidney）是指肾脏分上下两部分，各有一肾盂，分别通入一输尿管，双输尿管可在下行过程中合并为一根，也可各自下行，分别开口于膀胱

内或膀胱外[14]。输尿管芽在胎儿孕周约 4 周时，由中肾管末端通入泄殖腔处从背侧发出，输尿管由其尾端发育而成，肾盂、肾盏、集合管则由其头端发育而成。若中肾管同时发出两个输尿管芽，则在胚胎后期会形成重复肾盂和输尿管，导致形成肾重复畸形[15]。重复肾的重复程度由输尿管芽的分裂程度决定，完全性分裂可能会引起双肾盂及输尿管畸形，而不完全性分裂则可能引起双肾盂和单输尿管畸形。重复肾的上下半肾都可发生积水，以上半肾积水多见，多由输尿管口囊肿或输尿管异位开口引起，而下半肾积水则常因肾盂输尿管连接处梗阻和膀胱输尿管反流所致[16,17]。当肾重复畸形未合并其他并发症时，仅表现为肾脏有两套集合系统，且肾实质被分为上下两部分；肾重复畸形伴输尿管口囊肿或异位开口导致肾积水时，扩张的肾盂肾盏和扩张输尿管呈 T2WI 高信号、T1WI 低信号[18]。

【鉴别诊断】重复肾积水时主要与肾囊肿、多囊性肾发育不良（MCDK）等相鉴别。存在两个不相通肾盂和出现肾脏外形扩大时，要注意与横过性融合肾和双肾盂畸形相鉴别。肾囊肿多位于肾脏周边，且多单发，较少合并其他畸形，囊性结构与集合系统不相通。重复肾积水可见肾外形扩大，肾中心部液性暗区，肾实质变薄，肾盂相连于输尿管，呈漏斗状的连接部位，合并重复的输尿管异位开口或出口狭窄，可见明显扩张的输尿管。MCDK 为肾脏多发大小不等囊肿，且各囊腔之间不相通，输尿管多不显示，严重时膀胱小或不发育；重复肾积水表现为扩张的肾盂肾盏及输尿管相通。横过性融合肾

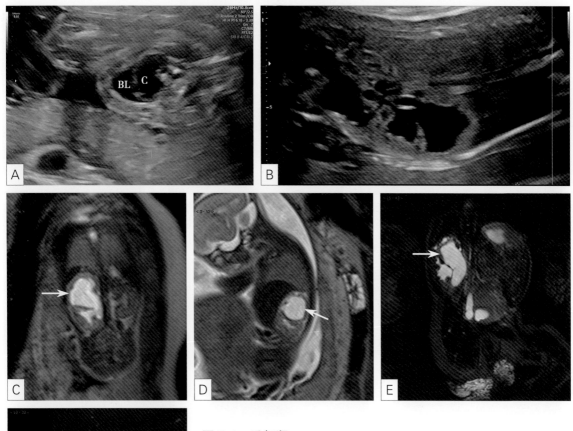

图 7-4　重复肾

A、B. 产前超声示胎儿右肾积水,右侧输尿管扩张,膀胱后囊肿。C、D. 产前 MRI HASTE 冠状面及矢状面示胎儿右肾体积增大,右肾皮质变薄,右肾可见两组集合系统,肾盂、肾盏积水扩张,上方为著(箭所指为上组集合系统)。E、F. 产后 MRI True FISP 冠状面及 MRU 示右肾体积增大,可见上下两组集合系统,上位肾和下位肾肾盏分离,输尿管全程显示,明显迂曲扩张,形成多处弯曲折叠,进入膀胱处呈囊状改变,右肾重复畸形,上位肾积水,其连接的输尿管全程迂曲扩张,输尿管末端囊肿(F,箭)

指位于同侧的双肾融成一个,使得肾形态伸长,分上下两部分的肾窦回声,左右各一出口位置正常的输尿管,无法在对侧肾区观察到肾脏信号。

五、肾盂输尿管连接部梗阻

【临床病史】孕妇,26 岁,孕 1 产 0,妊娠 26 周。

【产前检查】B 超:胎儿右肾大小约 2.4cm×4.5cm,实质厚约 0.21cm,集合系统分离约 2.1cm,呈手指样扩张,右侧输尿管上段扩张,内径约 1.4cm(图 7-5)。

【影像解析】肾盂输尿管连接部梗阻(ureteropelvic junction obstruction,UPJO)为尿液从肾盂流入近端输尿管障碍,导致集合系统扩张,并可能引起肾脏功能损害的一种泌尿系畸形,是先天性肾积水最常见的原因,约占肾积水病因的 40%,发病率约

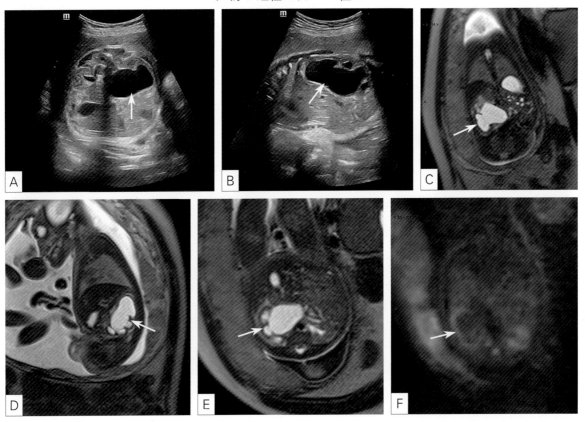

图 7-5　肾盂输尿管连接部梗阻

A、B. 产前超声示胎儿右肾增大,集合系统分离,呈手指样扩张,右侧输尿管上段扩张。C-F. 产前 MRI HASTE 冠状面、矢状面、横断面示胎儿右肾(箭)集合系统分离,肾实质变薄,DWI 横断面示胎儿右肾高信号减低,提示右肾积水,功能尚存,肾盂输尿管连接处狭窄可能

1/2 000,男性多于女性,左侧多于右侧,双侧者占 10% 左右[19]。先天性肾盂输尿管连接处狭窄导致肾积水的发病机制尚不明确,但通常认为肾盂输尿管连接部狭窄段管壁的纤维组织增生和平滑肌变性,可导致管壁增厚、僵硬,管腔狭窄,影响了输尿管蠕动,尿液的流动受阻,造成肾积水[20]。UPJO 也有可能是外源性压迫所致,约 10% 的 UPJO 患儿中迷走肾动脉或肾上腺动脉可能跨过肾下极,从而压迫肾盂输尿管连接处,从而导致尿流受阻,引起肾积水。此外高位输尿管、纤维束带、瓣膜、息肉等也可能导致 UPJO,

引起肾积水[21]。表现为肾盂、肾盏扩张,无输尿管扩张和膀胱正常,肾盂肾盏扩张伴有肾实质受压变薄,肾盂扩张的程度越重,受压肾实质越薄,对出生后肾功能的影响就越大,严重者可能引起羊水减少,甚至影响胎儿肺的发育[22]。UPJO 使尿液流出受阻,导致肾盂、肾盏内压力增高,肾小管压力增大,如果未及时治疗,集合系统内压力长期持续增加,肾脏血流量减少,导致肾脏缺血性损伤和不可逆的病理改变。UPJO 预后较好,尽管有些患儿肾积水非常严重,但是与严重的肾发育不良或发育不全不同,其受累侧肾

脏仍然有相对较好的肾脏功能。当患儿为双侧重度肾积水、双侧肾脏发育不良、进行性双侧肾积水伴有羊水减少以及肺发育不良时，提示患儿病情严重。UPJO 极少需要宫内干预，如果需要，则宫内干预治疗经验丰富的医学中心方可实施。生后部分患儿需行手术干预，腹腔镜下肾盂输尿管成形术因其具创伤小、恢复快、安全有效等优点已成为治疗 UPJO 所致肾积水的金标准[23]。

【鉴别诊断】主要与其他原因导致的肾盂积水相鉴别，如膀胱输尿管反流、巨输尿管、梗阻性重复肾集合系统及膀胱出口的梗阻。膀胱输尿管反流与 UPJO 鉴别困难，超声判断膀胱排空后肾盂扩张程度有助于区分这两种导致肾积水的原因。UPJO 很少受排泄的影响，而膀胱输尿管反流则在输尿管波及膀胱收缩时更明显。巨输尿管同时伴有迂曲扩张的输尿管从肾盂延伸至膀胱输尿管连接处。梗阻性重复肾集合系统可见两组集合系统，多为上组集合系统扩张。膀胱出口的梗阻，无论是尿道闭锁还是后尿道瓣膜，都可能合并膀胱壁增厚的膀胱肥大。

六、先天性中胚层细胞肾瘤

【临床病史】孕妇，30 岁，孕 1 产 0，妊娠 37 周。

【产前检查】B 超：胎儿右肾上极与肾上腺之间见 6.1cm×3.5cm 低回声肿块，边界清，内可见血流信号（图 7-6）。

【影像解析】先天性中胚层细胞肾瘤（congenital mesoblastic nephroma，CMN）是一种良性或潜在恶性的肾肿瘤，由 Bolande 等人[24]于 1967 年首次命名，又称为间叶性肾瘤或平滑肌样错构瘤。先天性中胚层细胞肾瘤是新生儿期及婴儿期发病率最高的肾脏肿瘤，约 50% 发生于新生儿期，90% 以上可在 1 岁内确诊[25]。部分病例可在胎儿期发现，常与羊水过多、早产有关。羊水过多的机制尚不清楚，可能与病灶压迫导致的胃肠道吸收减少和肾脏灌注增加导致尿液产生增多有关。影像表现为肾脏内的孤立性肿块，呈实性或囊实性，部分以囊性为主，与周围境界清楚，部分可有包膜，CDFI 示血流信号不丰富，肿块内可有钙化灶。产前 MRI 在胎儿腹部肿块的鉴别诊断中发挥重要作用，其组织分辨率高可以分辨肿瘤边缘与正常肾和肾上腺组织[26]。CMN 组织病理学分为经典型、细胞型和混合型，经典型约占 24%，细胞型约占 66%，混合型约占 10%[27]。经典型瘤体一般较大，边界较清，肿瘤膨胀性生长对周围正常肾组织造成挤压，而无浸润破坏，很少出现出血、坏死及钙化等改变；细胞型瘤内常出现囊性变及出血坏死；混合型的组织形态结合了以上 2 型的形态特点。CMN 的预后通常很好，且经典型的预后好于细胞型，经典型生存率为 100%，而细胞型为 85%[28]。手术切缘不干净、术中肿瘤破裂、细胞型和年龄相对较大是肿瘤复发的危险因子。由于部分病例对化疗敏感，所以对复发和转移病例或者不适宜手术患者可以采取辅助化疗。

【鉴别诊断】主要与肾母细胞瘤，肾上腺神经母细胞瘤和其他腹部肿瘤相鉴别[29]。肾母细胞瘤仅有 2% 的患者 3 个月以内发病，新生儿期、胎儿期更少见。肾母

产前 B 超检查、MRI 检查及引产后 MRI 检查

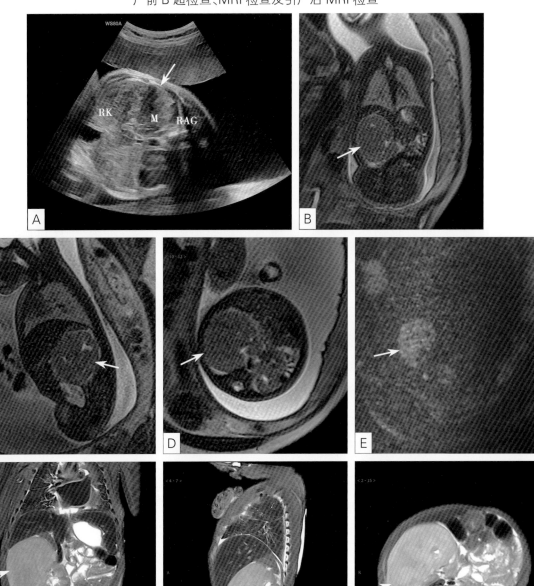

图 7-6　先天性中胚层细胞肾瘤

A. 产前超声示胎儿右肾上极与肾上腺之间低回声肿块,边界清。B-E. 产前 MRI HASTE 冠状面、矢状面、横断面示孕妇羊水较多,胎儿右肾体积明显增大,右肾偏上极区可见巨大团块状等信号灶(箭),边界较清晰,肿块与周围组织及器官分界尚清,DWI 上病灶呈高信号。F-H. 产后 MRI True FISP 冠状面、矢状面及横断面示右肾巨大实性占位;产后手术证实为右肾中胚层肾瘤

细胞瘤边缘有假包膜，"残肾征"皮质期显示得最明显；通常直接侵犯或推挤周围结构，可侵犯肾静脉、下腔静脉甚至右心房，远处转移常见。产前区分中胚层肾瘤和肾母细胞瘤很困难。肾透明细胞肉瘤好发 2~3 岁，极少在生后 6 个月内诊断，由于好发骨转移，影像学主要表现为肾髓质内类圆形或椭圆形等低混杂信号肿块，直径多≥10cm，囊变坏死成分较多，坏死组织周围可见斑片状、线状、点状钙化，肿瘤血供丰富。特别是在胎儿时期已发现肾脏肿块，并伴有高钙血症及母体羊水增多等表现的患儿，应高度怀疑 CMN。横纹肌样瘤是一种少见的具有高度侵袭性的肿瘤，合并颅内原发肿瘤或转移瘤为本病的特征性表现；肿瘤呈侵袭性生长，可呈分叶状，与肾实质没有明显的分界，内可见坏死及出血灶，很少出现假包膜，边缘可见线样钙化，残存的肾组织内常见卫星状瘤结节，可有包膜下积液，常侵犯血管和周围组织。

（湖北省妇幼保健院　万亚平　兰为顺）

第二节
输尿管疾病

一、先天性巨输尿管

【临床病史】孕妇，26 岁，妊娠 39 周。

【产前检查】B 超：胎儿左侧输尿管全程扩张（图 7-7）。

【影像解析】先天性巨输尿管（congenital megaureter，CM），又称为原发性巨输尿管，在临床上较为少见，是泌尿系统的先天

产前 B 超、MRI 检查

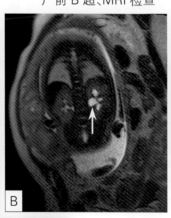
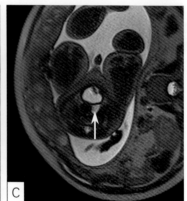
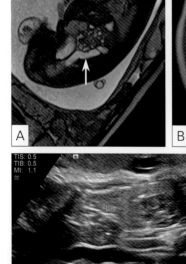
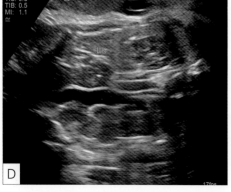

图 7-7　胎儿巨输尿管畸形孕 39 周

A-C. 分别为胎儿 MRI 腹部矢状位、冠状位、轴位图。A. 箭示左侧输尿管全程迂曲扩张。B. 箭示左侧肾盂轻度积水扩张。C. 示左侧输尿管末端位置。D. 胎儿腹部 B 超图，示左侧输尿管迂曲扩张

性发育异常,其特征为输尿管的末端功能性梗阻,梗阻上部输尿管和肾盂显著扩张,发病率大约为0.36/1 000,左侧多见,男孩发病率较女孩高[30]。此症的基本特点是[31]:①有不同程度的输尿管扩张;②无器质性输尿管梗阻病变;③无下尿路梗阻性病变;④无膀胱输尿管反流;⑤无神经性膀胱功能紊乱;⑥输尿管膀胱连接处解剖正常。机制尚不清楚,目前得到组织学证实的发病因素主要有以下几点[32]:一是末端输尿管壁内环肌正常,缺乏纵肌;二是肌层内有异常的胶原纤维干扰融合细胞层样排列,阻碍了蠕动波传递而发生功能性输尿管梗阻;三是输尿管末端肌层肥厚黏膜及黏膜下慢性炎症;四是神经纤维变性,神经传导性下降。MR表现[33]:①单侧或双侧输尿管扩张始于盆腔段,且呈上行渐进性发展,造成肾盂肾盏扩张,扩张的输尿管发生迂曲改变;②扩张的输尿管末端近膀胱入口处狭窄,从正常入口处进入膀胱,呈特征性鸟嘴样狭窄接入膀胱;③膀胱形态和功能正常。

【鉴别诊断】输尿管下段肿瘤:狭窄区输尿管不规整,管壁增厚,局部有软组织肿块。

二、输尿管重复畸形

【临床病史】孕妇,23岁,妊娠37^{+4}周。

【产前检查】B超:胎儿左侧肾盂、输尿管重复畸形(图7-8)。

【影像解析】输尿管重复畸形常伴发于重复肾,即重复肾盂输尿管(duplication of pelvis and ureter),为一个肾分为上、下两部

产前B超、MRI检查

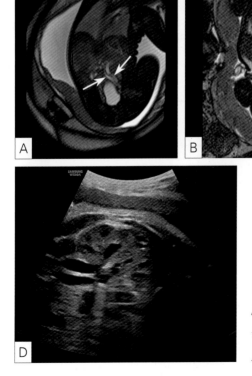

图7-8 胎儿输尿管重复畸形孕37^{+4}周
A-C. 产前胎儿腹部MRI冠状位、矢状位、轴位图。箭示胎儿左侧见两组输尿管结构,伴扩张。D. 胎儿腹部产前超声图,显示胎儿左侧两组输尿管结构

分,称为上、下半肾,其各有一套肾盏和输尿管[34]。发生机制是胚胎第 6 周,输尿管芽自中肾管下端向上生长,其顶端被原始肾组织包围,逐渐分支形成肾盂、肾盏,若输尿管芽分支发生异常就形成重复肾盂或重复输尿管[35]。本病以女孩多见,有家族发病倾向。双输尿管分为两型:双肾盂单输尿管和 Y 型输尿管;完全型双输尿管。上半肾的输尿管开口于下部输尿管口的下方,但常有异位,开口于膀胱内则形成输尿管口囊肿,若开口为盲端,则形成巨输尿管。MR 表现[36]:病侧可见相互分离的两个肾盂及与之相连的两条输尿管。①重复肾有共同的被膜,多为上下排列,上部肾一般体积较小。重复的输尿管可相互汇合,也可分别汇入膀胱;

②输尿管为 1 条,为双肾盂重复畸形;如输尿管也重复,则可分为完全性和部分重复输尿管,部分重复的输尿管呈 Y 形,输尿管膀胱入口位置正常。

三、输尿管口囊肿

【临床病史】 孕妇,28 岁,妊娠 25 周。

【产前检查】 B 超:胎儿膀胱内右侧无回声,考虑输尿管口囊肿(图 7-9)。

【影像解析】 输尿管口囊肿(ureterocele)又名输尿管膨出、输尿管口囊肿、输尿管疝、膀胱内输尿管口囊肿、输尿管下端囊性扩张等,是输尿管末端在膀胱内囊状扩张,位于膀胱黏膜下,囊壁由膀胱黏膜与输尿管黏膜共同形成[37]。本病为少见的先天异常,女

胎儿 MRI 检查

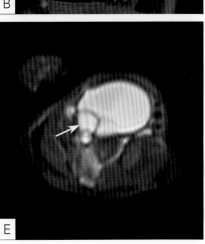

图 7-9 输尿管末端囊肿孕 25 周

A-C. 产前胎儿下腹部 MRI 冠状位、矢状位图、轴位图。D、E. 生后 MRI 图。图中箭示输尿管末端在膀胱内囊状扩张

性多发,单侧为主,双侧发病占 10% 左右。常与泌尿系其他先天性异常,如重复肾盂、重复输尿管同时发生[38]。输尿管口囊肿是由于输尿管口先天性狭窄或功能性挛缩及输尿管壁发育不全,以致输尿管下端各层形成一囊肿突入膀胱之内。故囊肿的外层为膀胱黏膜,内层为输尿管黏膜,两者之间为很薄的纤维及结缔组织。输尿管口囊肿的发生有下列学说[39]:①胚胎在 12~30mm 时,上皮向下生长形成一瓣膜,瓣膜吸收后成输尿管口。如果瓣膜不吸收,即引起输尿管下端狭窄;②输尿管下端肌纤维层薄弱加输尿管狭窄;③输尿管膀胱壁段过长、过斜或过弯曲。1984 年美加小儿泌尿外科学会将输尿管口囊肿分为两型:①膀胱内型输尿管口囊肿:即单纯型输尿管口囊肿,输尿管口囊肿完全位于膀胱内,可以是单一输尿管的输尿管口囊肿,常并发重复肾、双输尿管畸形;②异位型输尿管口囊肿:输尿管末端壁内段的先天性扩张,并有输尿管异位开口,输尿管口囊肿的一部分位于膀胱颈部后尿道,其开口可位于膀胱内、膀胱颈或尿道内,可伴有肾、输尿管重复畸形。MR 表现[40]:单纯型输尿管口囊肿表现为圆形或椭圆形长 T1WI 长 T2WI 信号影,边缘可见囊肿壁。可见输尿管下段扩张。囊腔较大时输尿管扩张,肾盂积水。还可以明确有无伴发重复肾及重复输尿管畸形。

【鉴别诊断】输尿管口囊肿需与膀胱癌相鉴别,另外应与结石、炎症等阻塞输尿管口,造成输尿管远端囊样扩张所形成假性囊肿进行鉴别,此囊肿壁常不规则,界限不清,可与之鉴别。

四、输尿管开口异位

【临床病史】孕妇,25 岁,妊娠 31 周。

【产前检查】B 超:胎儿左肾旁管状无回声延伸至膀胱后下方(图 7-10)。

【影像解析】输尿管开口异位是指输尿管开口于正常位置以外的部位。男性多开口于后尿道、射精管、精囊等处;女性则可开口于前尿道、阴道、前庭及宫颈等处,约 80% 的输尿管开口异位见于双输尿管中的上组输尿管[41]。双肾盂双输尿管并输尿管开口异位 80% 以上见于女性,单一输尿管口异位则较多见于男性。约 10% 的输尿管开口异位是双侧性。病因病理[42]:在胚胎第 4 周,中肾管下端突出的输尿管芽生长形成输尿管,其远端发育成肾盂、肾盏和集合管。发育异常时,中肾管还发出副输尿管芽,与正常输尿管芽并列上升,形成双输尿管畸形。中肾管下部形成膀胱的一部分及衍变为男性的尿道、精囊、射精管,女性的部分尿道、前庭、阴道、子宫等处,所以重复输尿管就可开口于上述器官。男性的前尿道由泌尿生殖窦发育而成,故男性输尿管异位不会开口于尿道外括约肌远侧,无滴尿。女性的尿道由泄殖腔腹部下端形成,故女性输尿管异位可开口于随意括约肌的远侧,有滴尿。MR 表现[43]:MR 可观察异位输尿管开口的位置、异位输尿管开口的相应的重复肾的发育及积水情况,还可了解并发重复肾双输尿管情况。异位开口处多有狭窄,输尿管可有不同程度的扩张及肾盂积水。还可显示患肾的大小、形态、肾皮质厚度、输尿管行程,有时可显示输尿管异位开口的具体部位。

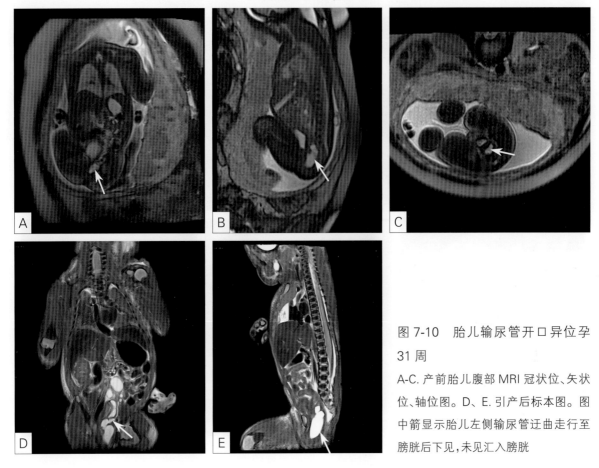

图 7-10　胎儿输尿管开口异位孕31 周

A-C. 产前胎儿腹部 MRI 冠状位、矢状位、轴位图。D、E. 引产后标本图。图中箭显示胎儿左侧输尿管迂曲走行至膀胱后下见,未见汇入膀胱

（湖北省妇幼保健院　谢辉　兰为顺）

第三节
膀胱疾病

一、膀胱重复畸形

【临床病史】孕妇,38 岁,孕 3 产 1,妊娠 27 周。

【产前检查】B 超:膀胱内可见纵行光带分隔,可见相通,观察过程中,无回声大小同时变化(图 7-11)。

【影像解析】膀胱重复是一种罕见的先天性畸形,包括完全型和不完全型(仅有单一尿道),矢状位和冠状位膀胱内分隔,多囊状膀胱和葫芦状膀胱等[44]。完全型膀胱重复是指双侧膀胱壁均有发育良好的黏膜层和肌层,每个膀胱都有自己的输尿管和尿道,且彼此互不相通。截至目前,文献报道的各种类型的重复膀胱总共不超过 100 例。该畸形发病机制目前仍不清楚,认为可能跟遗传因素、输尿管瓣膜的残余、膀胱始基分裂不全及两个膀胱始基生长和发育速度不均等有关[45]。膀胱重复畸形极少单独发病,最常合并的先天畸形来自泌尿、生殖和胃肠道系统[46],包括肾发育不良、肾缺如、肾重复和异位肾等,40%~50% 的膀胱重复合并后肠重复畸形,还可合并肠旋转

产前 B 超检查、MRI 检查及产后膀胱造影检查

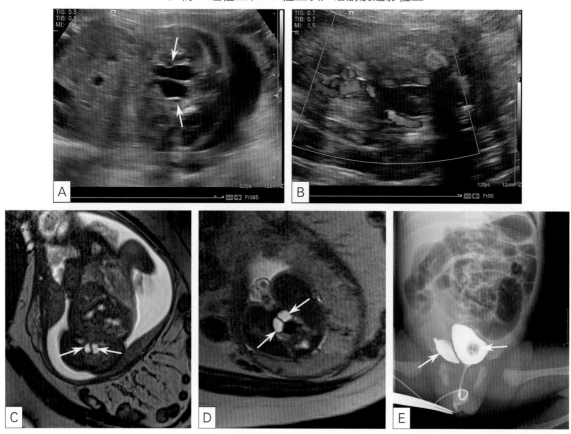

图 7-11　膀胱重复畸形

A、B. 产前超声示胎儿膀胱内异常纵行光带,两侧可见脐血管。C、D. 产前 MRI HASTE 冠状面、横断面示胎儿膀胱内见纵形走向的低信号分隔影,扫描过程中两个囊状影(箭)大小同时变化。E. 产后膀胱造影,经尿管注入适量碘水,可见造影剂经尿管逆行至膀胱,可见两个造影剂充盈囊状影与尿道相连,动态观察可见下方相通

不良、肠重复和其他畸形。生殖系统的合并畸形则可累及子宫、阴道和外阴,包括重复和闭锁等。除了累及以上 3 个系统外,膀胱重复偶可合并脊柱畸形以及其他骨骼畸形,如脊髓脊膜膨出、尾骨重复、半椎体等[46]。完全型膀胱重复还是一些累及躯体尾端的综合征的组成部分,如泄殖腔畸形和 VACTERL 综合征等[47]。由于具有其他相关异常和疾病罕见性的各种呈现,治疗不能标准化并且应该是个性化的。通过缓解阻塞的泌尿生殖道来保护和预防感染应该是初步治疗的目标。进一步的治疗应该是重建内外生殖器,以达到控制的目的。膀胱重复畸形在不伴有其他器官畸形,无梗阻及泌尿系感染或其他并发症时,可不作特殊处理。如出现梗阻或反流而影响上尿路功能或反复感染,则应进行手术处理,治疗以解除梗阻和改善器官功能为主。手术应个体化,尽可能简化,若要行分期手术则应优先矫正那些为保留器官功能所必需处理的畸形[48]。

【鉴别诊断】主要与膀胱憩室鉴别,后者找到憩室与膀胱之间的通道憩室口即可确诊。

二、胎儿巨膀胱

【临床病史】孕妇,27 岁,孕 1 产 0,妊娠 31 周。

【产前检查】B 超:胎儿盆腹腔内可见巨大无回声,大小为 6.9cm×8.3cm×9.1cm,两侧可见脐动脉(图 7-12)。

【影像解析】胎儿巨膀胱(megacystis)

产前 B 超检查、MRI 检查及引产后 MRI 检查

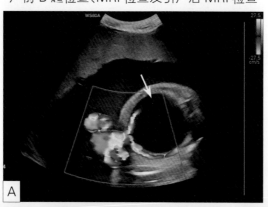

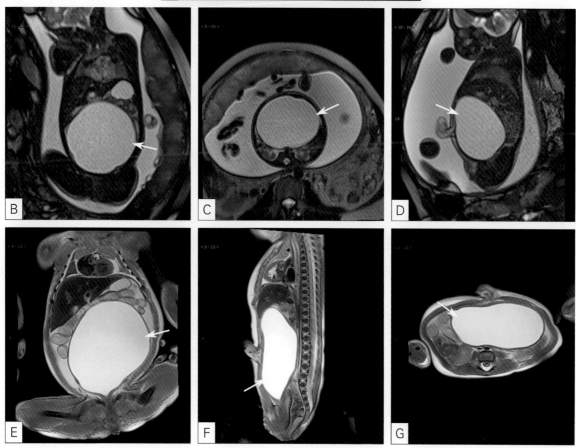

图 7-12　胎儿巨膀胱

A. 产前超声彩色多普勒显示膀胱大,膀胱两侧为脐动脉。B-D. 产前 MRI HASTE 冠状面、横断面、矢状面示胎儿前腹部巨大囊状长 T2 信号影,囊壁光整,脐血管腹内段、肠管受压。E-G. 产后 MRI True FISP 冠状面、矢状面及横断面示胎儿腹部巨大囊状影,考虑巨膀胱

发生率约为 1/5 000,是因膀胱排空无效导致的膀胱明显膨胀[49]。胎儿自妊娠 10 周开始有排尿功能,若因胎儿膀胱流出道梗阻或非梗阻性等因素导致尿液无法排出引起膀胱持续增大,最终会导致胎儿进行性肾功能不全、羊水过少、肺发育不良甚至胎死宫内,预后极差[50]。产前最早可在妊娠 10~14w 探测到胎儿肾和膀胱(早孕期正常膀胱大小约 5~6mm),妊娠 12w 胎儿的膀胱显示率为 88%,妊娠 13w 膀胱显示率可达 92%~100%[51]。当胎儿膀胱持续增大在孕 14 周前 >10mm 或孕 15 周后 >50mm 即可定义为巨膀胱[50]。当超声发现胎儿下腹部异常增大的无回声区经反复探测不消失,应动态观察(正常胎儿膀胱每 1~1.5h 排尿 1 次),若依然未见膀胱缩小应考虑胎儿巨膀胱可能,同时应探查羊水量、胎儿输尿管、肾脏、外生殖器及有无其他结构异常[49]。胎儿巨膀胱常伴随羊水过少、进行性肾功能不全、肺发育不全,预后较差,主要依靠产前超声诊断,其敏感度达 95%,特异度达 80%[51]。MRI 具有多方位成像和软组织分辨率高等优势,在诊断胎儿泌尿系统畸形,尤其是在妊娠晚期及羊水过少超声显示胎儿结构不清的情况下有独特优越性,可更好地区分胎儿巨膀胱及肾积水程度,在妊娠 22~23 周可清楚显示肾皮质发育不良和集合管系统扩张,判断是否存在其他泌尿系统畸形及肾功能,是产前超声检查的重要补充手段。

胎儿巨膀胱大多数是由于泌尿系统梗阻引起,少数为非梗阻性,极少情况下可能是膀胱一个短暂的正常变异。尿道闭锁和后尿道瓣膜是引起梗阻性膀胱增

大的常见原因,常合并肾盂和输尿管扩张。非梗阻膀胱增大主要见于腹肌发育缺陷综合征(abdominal musculature deficiency syndrome)[又称梅干腹综合征(prune-belly syndrome,PBS)]、巨膀胱 - 小结肠 - 肠蠕动迟缓综合征、膀胱输尿管反流及神经源性巨膀胱。腹肌发育缺陷综合征是由于胎儿先天性腹壁肌肉发育不良,导致的胎儿膀胱扩大、双侧隐睾[52]。巨膀胱 - 小结肠 - 肠蠕动迟缓综合征属于较严重的功能性肠梗阻,预后较差,产前较难诊断。神经源性胎儿巨膀胱是由于膀胱壁缺乏神经节细胞,导致慢性尿潴留,常合并肾积水。胎儿巨膀胱常见的染色体数目异常有 13 三体、18 三体、21 三体、22 三体及 9 三体[53]。胎儿巨膀胱男性多于女性,常合并羊水减少及其他畸形,合并的畸形多为泌尿系统畸形、水肿、脊柱裂、脐膨出、神经系统畸形及先天性心脏病等。本例胎儿巨膀胱,双肾未见明显积水,引产后证实为女性,病理诊断为巨膀胱 - 小结肠 - 肠蠕动迟缓综合征。

胎儿巨膀胱因死亡率较高,一旦怀疑,应动态观察,早确诊早终止妊娠。但也有极少病例可完全缓解,可能是由于早孕期胎儿膀胱神经节细胞调节功能未发育完善,导致一过性尿潴留。胎儿巨膀胱的治疗,主要是针对不完全梗阻性巨膀胱,后尿道瓣膜引起的泌尿系统及其他系统发育不良和功能障碍,目前使用治疗方法最多的是膀胱 - 羊膜腔分流术(VASP)[54]。

【鉴别诊断】主要与腹盆腔囊性占位相鉴别,膀胱靠近前腹壁,两侧可见脐血管影,其内信号均匀。

三、后尿道瓣膜

【临床病史】孕妇,30 岁,孕 1 产 0,妊娠 36 周。

【产前检查】B 超:胎儿双肾集合系统分离,双侧输尿管扩张,膀胱增大、壁增厚,呈钥匙孔征(图 7-13)。

【影像解析】后尿道瓣膜(posterior urethral valves,PUV)是先天性下尿路梗阻的最常见原因,仅发生于男性,文献报道后尿

产前 B 超检查、MRI 检查

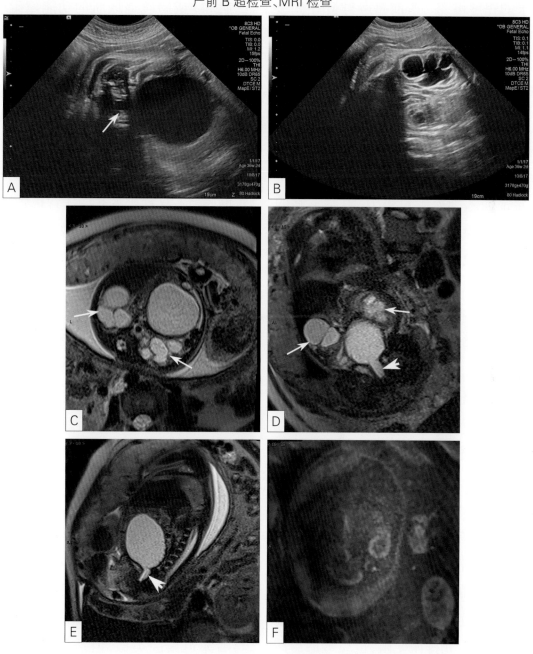

图 7-13 后尿道瓣膜

A、B. 产前超声示胎儿肾积水,膀胱增大,呈钥匙孔征。C-F. 产前 MRI HASTE 横轴面、冠状面、矢状面示胎儿双侧肾盂、肾盏明显积水扩张(箭),膀胱体积增大,壁增厚,膀胱下缘后尿道连接处扩张(粗箭),DWI 横轴面双肾皮质高信号可见

道瓣膜占胎儿尿路梗阻的9%，发病率为1/8 000~1/4 000[55]。后尿道瓣膜是由于后尿道内一软组织膜瓣的存在，而导致的尿道梗阻，其主要的特点是胎儿膀胱扩张，而且由于梗阻使膀胱内压力增高导致膀胱壁肥厚[56]。膀胱充满下腹腔，输尿管通常扩张，肾积水的程度可变。产前超声与MRI无法直接观察到后尿道内的瓣膜样结构，但可以观察到后尿道近端明显扩张，膀胱颈部增厚，形成典型的"钥匙孔"征[55]。后尿道瓣膜在胚胎早期就已出现，人们也推测可能是在胚胎发育的第八周，尿生殖窦分离出来并发育形成尿道前列腺部，而在这个过程中中肾管异常插入到尿生殖窦中，阻碍了它的正常迁移和融合，导致了后尿道瓣膜的形成[56]。后尿道瓣膜使胎儿尿道阻塞，胎儿排尿减少，使以胎儿尿液为主要来源的羊水减少，羊水过少可限制胎儿胸廓的正常活动和肺的扩张，造成肺发育不良。胎儿后尿道瓣膜的特征性表现有：羊水量过少；膀胱壁增厚，膀胱明显扩张；后尿道明显扩张，似"钥匙孔"样（即膀胱和后尿道扩张的征象）与膀胱相通；肾积水合并输尿管扩张；后尿道瓣膜只发生于男性，检查出男性外生殖器有助于诊断。由于后尿道瓣膜的阻挡作用，胎儿在宫内排尿减少，造成以胎儿尿液为主要来源的羊水较少，当出现这一征象时应考虑后尿道瓣膜的诊断；后尿道及膀胱明显扩张，加上膀胱过度伸缩，肌纤维增生，膀胱壁增厚，应怀疑胎儿排尿受阻，也应考虑后尿道瓣膜的诊断[57]。

【鉴别诊断】主要与神经源性膀胱、腹肌发育缺陷综合征、尿道闭锁等其他引起膀胱增大的疾病相鉴别。神经源性膀胱（neurogenic bladder，NB）是一类因为神经性病变致使尿道功能、膀胱功能失常而出现排尿障碍的疾病，其病因复杂，常见原因有椎管内脂肪瘤、脊髓脊膜膨出、脊膜膨出等先天性脊髓发育不良，该疾病的特点是尿道括约肌和/或膀胱逼尿肌的功能障碍引起控尿障碍，膀胱内压力升高，长此以往对上尿路造成不可逆的损害。腹肌发育缺陷综合征是指腹壁肌肉缺损、泌尿系畸形和双侧隐睾组成的三联征。其发病率约为1/50 000，男性患儿约占95%。腹肌发育缺陷综合征胎儿表现为腹部巨大囊性包块（此为极度扩张的膀胱），双肾积水并输尿管扩张，羊水过少，胸腔狭窄，肺发育不良，如果早期就发生羊水过少，往往胎死宫内，而后尿道瓣膜胎儿的产前超声可表现为羊水减少，有或无肾积水并输尿管扩张，膀胱扩大及后尿道扩张等，但其膀胱膨胀程度远远不及腹肌发育缺陷综合征胎儿，可依此进行产前鉴别[58]。尿道闭锁是一种少见的胎儿先天性疾病，为胚胎发育中尿道发育障碍所致，是妊娠早期胎死宫内的一个重要原因。其典型的超声表现为胎儿膀胱增大，形态失常，常可见皱襞样结构凸向膀胱内，无羊水，可伴肾盂积水。正常胎儿自12周有排尿功能后90%的羊水由肾脏产生，通过膀胱排到羊膜腔内，尿道闭锁使尿液无法排到羊膜腔，对羊水量造成很大影响。先天性尿道闭锁的超声征象与后尿道瓣膜类似，但是男胎女胎均可发生。典型的尿道闭锁超声表现为无羊水，胎儿腹部充满一巨大的囊性包块，可伴有肾盂积水。膀胱破裂及膀胱破裂后尿液进入腹腔而形成的尿性腹水是其罕见的并发症。

第四节
肾上腺疾病

一、肾上腺出血

【临床病史】孕妇,30岁,孕1产0,妊娠30周。

【产前检查】B超:胎儿左肾上极可见1.4cm×1.4cm的强回声病灶,内可见大小均约0.3cm×0.2cm的不规则的低回声及无回声,与左肾上极、左肾上腺分界不清(图7-14)。

【影像解析】肾上腺出血(adrenal hemorrhage,AH)在活产新生儿中发病率为1.7~2.1/1 000[59],在产前胎儿中的发病率更低,并多发生在晚孕期,右侧多见。AH发病机制尚不清楚,可能原因为胎儿肾上腺体积较大,在妊娠中晚期与肾脏体积接近,在新生儿期约为肾脏的1/3,毛细血管丰富,血管壁菲薄;有3条动脉给肾上腺供血,只有1条中央静脉引流肾上腺,故任何导致肾上腺静脉压力增高的因素都致毛细血管超负荷产生出血[60]。右侧肾上腺静脉较短,长约4mm,直接汇入下腔静脉;左侧肾上腺静脉长2~4mm,与左膈下静脉汇合后注入左肾静脉,故右侧发病率是左侧的3~4倍。多在晚孕期被发现,超声及MRI检查可表现为囊性、实性或混合性回声/信号,且随着出血的不同时期,声像图和信号表现也有所不同:出血急性期为实性高回声包块、呈短T1

短T2信号,之后包块内可出现低回声囊性区,呈长T1长T2信号,亦可出现液体分层,随着时间的推移,囊性成分消退,病灶逐渐变小或消失[61]。彩色多普勒显示病灶周边可见血流,内部无血流。胎儿肾上腺出血,出生后如不能及时治疗,可出现黄疸、贫血、休克等症状,危及新生儿的生命,因此宫内诊断对出生后早期治疗与干预也是必要的[62]。

【鉴别诊断】主要与肾上腺神经母细胞瘤、肾上腺畸胎瘤及肾上腺囊肿等相鉴别[63,64]。肾上腺畸胎瘤表现为囊实混合性肿块,边界清,可有脂液分层及钙化强回声团。神经母细胞瘤表现为持续增大的实性肿物内部有血流信号,当肾上腺神经母细胞瘤合并瘤内出血时,与单纯的肾上腺出血鉴别困难。肾上腺血肿随着时间进展信号发生变化,MRI能够确定血液成分、显示液-液平面。而NB的生物学行为可表现为良性过程即自发性消退,也可呈抗治疗性恶性浸润过程,与儿童中的NB不同,胎儿NB预后良好,部分病例在宫内或出生后可自行消退,少数可转移到肝脏,引起胎儿水肿。

二、肾上腺神经母细胞瘤

【临床病史】孕妇,30岁,孕1产0,妊娠37周。

【产前检查】B超:胎儿右侧中上腹4.1cm×4.9cm×5.1cm,类圆形等回声,边界尚清,与肝脏及右肾分界不清,右肾被推挤向下移位,内未见明显血流信号,周边可见血流信号。产前行胎儿MRI检查、产后新生儿期行MRI平扫+增强及腹部CT增强检查(图7-15)。

产前 B 超检查、产前两次 MRI 检查

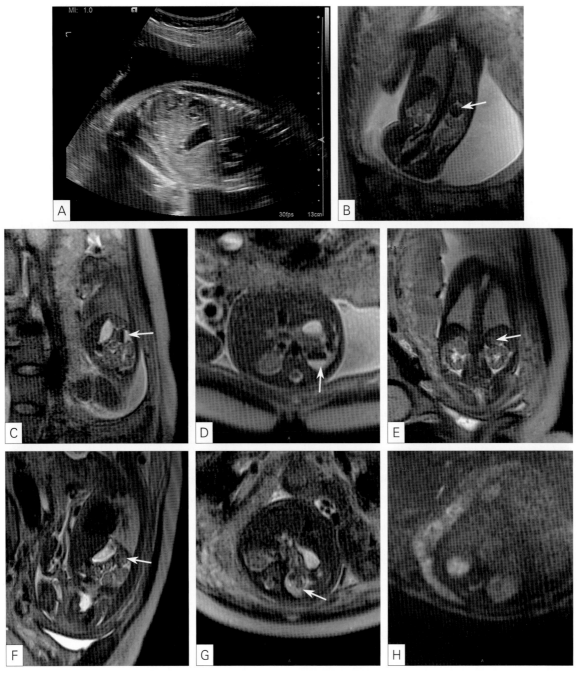

图 7-14　肾上腺出血

A. 产前超声左肾矢状切面示肾上极血肿。B-D. 孕 26 周 MRI 检查 HASTE 冠状面、矢状面、横轴面示胎儿左侧膈下胃泡后方可见一圆形异常信号肿块（箭），将胃泡向前推移，肿块内信号不均匀，可见高低信号液 - 液分层，肿块与左肾上极分界清晰。E-H. 孕 30 周复查 MRI 检查，胎儿左肾上方异常灶较前缩小，其内信号不均匀，原液 - 液分层消失，考虑左侧肾上腺血肿

产前 B 超检查、MRI 检查及产后 MRI 及 CT 增强检查

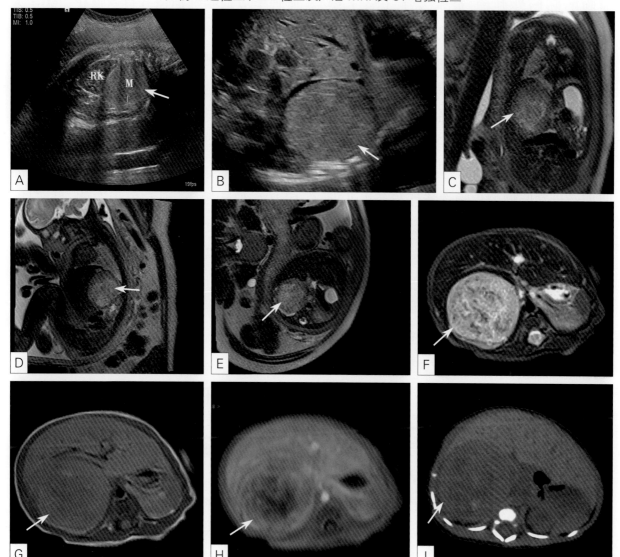

图 7-15　肾上腺神经母细胞瘤

A. 矢状切面右肾上方实质性肿块,右肾受压。B. 横切面肿块边界清,内部回声尚均匀(箭)。RK,右肾;M,肿块。C-E. 产前 MRI HASTE 冠状面、矢状面及横轴面示胎儿右肾上方类圆形不均匀稍长 T2 信号占位,右肾受压稍下移,与肝脏分界不清,内部未见明显液平面。F-H. 产后 MRI T2WI、T1WI、T1FS 增强横轴面示右肾上腺区域占位,呈稍长 T1 长 T2 信号,其内信号欠均匀,肝右叶受压变形,增强病灶不均匀强化,中央见未强化坏死区。I. CT 平扫病灶内见斑片状钙化

【影像解析】神经母细胞瘤（neuroblastoma）是一种起源于未分化交感神经节细胞的胚胎性肿瘤，最常发生于肾上腺（90%），也可见于后纵隔或交感神经节[65]。先天性神经母细胞瘤是新生儿期最常见的颅外恶性肿瘤，占所有先天性肿瘤的20%。在所有活产新生儿中，发病率约1/100 000~1/10 000[66]。Fenart等人于1983年首次报道了产前诊断肾上腺神经母细胞瘤。胎儿期神经母细胞瘤的生物学特性与新生儿期神经母细胞瘤有很大不同，多数病理检查为未分化型的良性病变，部分可自行消退，总体而言，产前诊断的神经母细胞瘤的长期存活率超过90%[67]。胎儿期神经母细胞瘤一般在妊娠晚期发现，多表现为肾上腺区域的囊性、实性或囊实性占位，较多为不规则的分叶状，亦可呈规则的圆形或者椭圆形，瘤体可出现出血坏死、钙化[68]。囊性神经母细胞瘤被认为是原始神经母细胞瘤的一种形式，囊性神经母细胞瘤患者的预后优于非囊性肿瘤。产前诊断的神经母细胞瘤有83%是Ⅰ期或Ⅱ期，只有16%的神经母细胞瘤是Ⅲ或Ⅳ期。转移瘤通常被认为预后不好，但是值得注意的是，对于4S期神经母细胞瘤患者，包括肝脏、皮肤或骨髓转移，患者肿瘤可能完全自发消退[69]。

【鉴别诊断】主要与肾上腺血肿、肝脏肿瘤及膈下型肺隔离症等肾上腺区域占位相鉴别。肾上腺血肿随着时间进展信号发生变化，MRI能够确定血液成分、显示液-液平面。肝脏肿瘤发病仅占胎儿肿瘤的5%，最常见的是血管内皮细胞瘤，其次是间叶性错构瘤和肝母细胞瘤。肝血管内皮瘤是血管内皮细胞增生的肿瘤累及肝脏，可能导致高输出型心力衰竭、羊水过多和水肿，可用血管生成抑制剂加速其自然退化。MRI表现为边缘清晰的圆形肿块，呈长T1长T2信号，82%的病变邻近或病变内可见血管流空效应，增强后呈向心性强化血管瘤；间叶性错构瘤多为囊性；肝母细胞瘤多为实性，偶有钙化，甲胎蛋白水平在间叶性错构瘤与神经母细胞瘤中可能明显升高。胎儿肺隔离症10%位于膈下，通常位于左侧，呈实性，常在中孕期发现。影像特征是具有来自主动脉的优势供血血管，信号相对均匀，多呈楔形，正常肾上腺可识别。

第五节
泄殖腔畸形

【临床病史】孕妇，32岁，孕2产1，妊娠28周。

【产前检查】B超：胎儿腹腔内可见1.9cm×5.4cm×5.5cm的液性暗区，内可见光带及光点回声。膀胱大小约2.8cm×3.0cm，膀胱后方可见两个大小分别为1.9cm×2.5cm、1.0cm×2.6cm的无回声。肛门靶环征显示不清（图7-16）。

胎儿膀胱后方无回声，腹腔大量积液。

【影像解析】泄殖腔畸形包括生殖器、泌尿系统、肛门闭锁和消化系统的多发异常，以直肠、尿道、阴道共用一个通道为特点，也称"一穴肛"，发病率极低，约占初生婴儿的1/250 000~1/50 000[70]。胚胎发育的第4~7周时，泄殖腔被尿生殖膈分为背

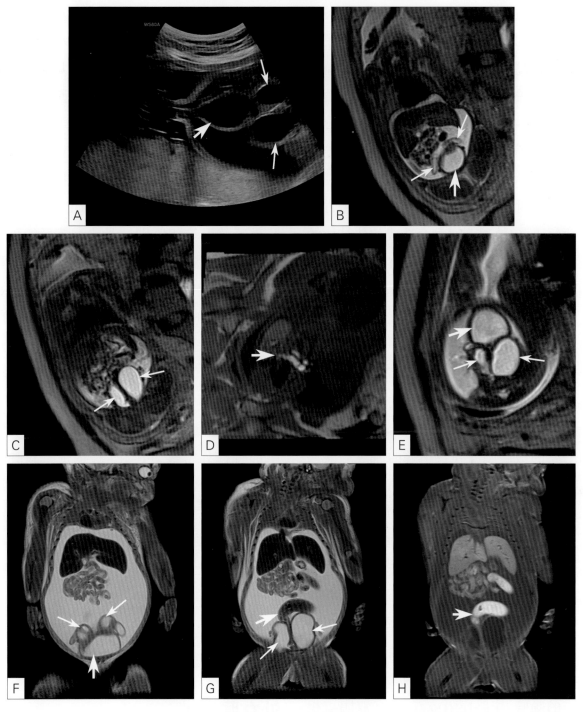

图 7-16　泄殖腔畸形

A. 产前超声示胎儿膀胱后方两侧无回声,腹腔大量积液。B-E. 产前 MRI HASTE、T1WI 冠状面及 HASTE 横轴面示胎儿腹腔大量积液,肠管漂浮其中,膀胱(粗箭)后方两侧各见一不规则囊性信号影,病灶下端较窄,两侧囊性病灶(箭)上方似可见扩张子宫影,T1WI 上直肠未见明确显影(粗箭)。F-H. 引产后 MRI True FISP 及 T1WI 冠状面示胎儿腹水,膀胱后方两侧囊性病灶,并直肠显示不清,考虑泄殖腔畸形,合并双子宫、双阴道积液

侧的直肠和腹侧的尿生殖窦,继而发育成直肠下端、肛管、肛门、膀胱、尿道和生殖器[71]。泄殖腔畸形的发病机制尚不清楚,但ESCOBAR等人[72]推测本病可能与尿生殖膈不能完全分隔泄殖腔或不能与泄殖腔膜融合有关。泄殖腔畸形胎儿的外生殖器经常模糊不清难以区分,女性胎儿多数合并双阴道双子宫畸形。女性胎儿的泄殖腔畸形由于尿路的梗阻导致尿液反流入阴道腔,造成子宫阴道腔的积液,表现为膀胱后方的囊性包块,包块逐渐增大会造成相邻结构的压迫。由于肛门闭锁,"一穴肛"出口梗阻,导致肠管扩张,肠管扩张尤以结肠段最为明显,同时因尿液循环障碍,形成钙化沉淀物,超声可在扩张的肠管和尿道中观察到胎粪影,即"肠石症",肛门部位无"靶环征"[73]。当胎儿的尿液及囊性结构内的囊液由共同泄殖腔通过输卵管反流至腹腔,或由于尿液和胎粪的慢性刺激导致堵塞的尿液渗漏入腹部时可发生腹水。泄殖腔畸形常常伴有尿路畸形和膀胱出口梗阻,长时间的阻塞和压迫导致肾积水,肾积水的严重程度可能与共同泄殖腔开口通畅程度有关[74]。巨大的囊性包块压迫尿道,使得尿道阻塞,严重的肾积水影响了正常的肾功能,尿液无法正常循环导致羊水减少。泄殖腔畸形的诊断要点[75]:①腹部囊性包块,呈单房或双房,由扩张的肠管、尿路梗阻或双子宫、双阴道积液导致;②T1WI上骶椎前方正常直肠高信号未见显影;③肛门部位未见"靶环征",因肛门闭锁,其部位表现为线状高回声;④泌尿系统异常,表现为肾积水、多囊性肾发育不良等;⑤合并的其他异常,包括羊水少、脊柱畸形等。泄殖腔畸形的胎儿生后大多死于呼吸衰竭和肾衰竭。胎儿期阴道积液形成的巨大囊肿压迫肺组织被认为是最可能导致呼吸衰竭的原因,严重肾积水会导致肾脏功能衰竭。即使活产,在新生儿期需要多次术式复杂的泌尿生殖系统与肠道重建手术,术后仍可发生多种并发症,严重影响患儿的生活质量[76]。

【鉴别诊断】主要与VACTERL联合征、泄殖腔外翻畸形综合征(OEIS)、囊肿型肠重复畸形等相鉴别。泄殖腔畸形的泌尿生殖系统异常和肛门闭锁发病率更高,脊柱异常多表现为骶骨发育不全,而VACTERL联合征多表现为胸腰段的半椎体畸形,该联合征还有气管食管瘘、食管闭锁、心脏畸形和肢体异常的表现。泄殖腔外翻畸形综合征(OEIS)不但有肛门闭锁、外生殖器发育异常,同时有前腹壁的缺损、膀胱外翻和骶尾部脊柱异常等,可与本病鉴别。囊肿型肠重复畸形表现为胎儿腹部圆形或椭圆形的囊性灶。实时超声下观察肠重复畸形的囊肿有"蠕动"样运动,肛门部位可见"靶环征"、T1WI上直肠高信号存在是与泄殖腔畸形囊肿鉴别的要点。

第六节
处女膜闭锁

【临床病史】孕妇,30岁,孕1产0,妊娠37周。

【产前检查】B超:胎儿下腹部膀胱后方可见范围约4.3cm×6.8cm无回声,内可见细密的光电回声,呈葫芦型,上宽下窄,最宽处内径约 3.2cm,下端近会阴部呈盲端(图 7-17)。

【影像解析】 处女膜闭锁亦称处女膜无孔(imperforate hymen)是引起子宫阴道积液的最常见的女性阴道发育异常,其发病率为 0.014%~1%[77]。处女膜形成于孕期第 9 周的中肾旁管,为泌尿生殖窦上皮及间叶组织构成的环状薄膜,妊娠后半期,处女膜向外开口阴道与体外相通。发育不良时,泌尿生殖窦上皮不能贯穿前庭部导致处女膜闭锁,很少与其他女性生殖器官发育异常联

合出现[78]。处女膜闭锁多在青春期因原发闭经、周期性腹痛就诊时才发现。在胎儿期发现处女膜闭锁非常少见,主要表现为阴道积液,多认为是子宫内膜腺体在母体雌激素的刺激下产生。表现为膀胱、直肠间的囊性肿块,上宽下窄,子宫位于顶端,阴道内积液回声 / 信号与膀胱内尿液回声 / 信号多不相同[79]。出生后查体外阴无阴道开口,处女膜向外膨出、囊性感,哭闹时张力增加可诊断。手术治疗是首选的治疗方法,将闭锁处女膜"×"型或"+"字型切开是标准手术治疗方法,当阴道积液量较大引起压迫症状时

产前 B 超检查、MRI 检查及产后 MRI 检查

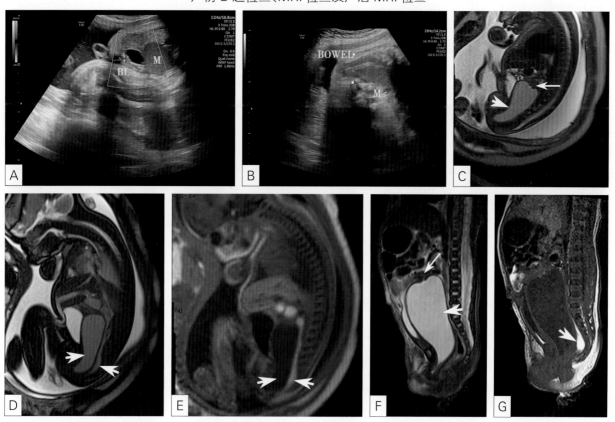

图 7-17　处女膜闭锁

A、B. 产前超声示胎儿下腹部膀胱后方无回声,呈葫芦型,上宽下窄,下端近会阴部呈盲端。C-E. 产前 MRI HASTE、True FISP、T1WI 矢状面示胎儿膀胱后方、直肠前方可见囊袋状稍长 T1 稍长 T2 信号影(粗箭),形态欠规则,边界较清晰,其上方可见环形等低信号影(箭)为子宫,后方直肠(粗箭)受压拉长,膀胱亦受推挤略移位。F、G. 产后 MRI T2WI、T1WI 矢状面示膀胱后方囊性灶,上宽下窄,其顶端可见子宫信号影(箭),后方直肠(粗箭)可见

则需及时手术治疗[80]。

【鉴别诊断】 主要与其他引起阴道积液的疾病(泄殖腔畸形、阴道斜隔综合征等)相鉴别。泄殖腔畸形胎儿子宫阴道积液为尿液反流所致,积液信号与尿液相同,直肠与阴道、尿道共同开口,T1WI 上骶椎前方直肠高信号不显影。而单纯梗阻性子宫阴道积液胎儿积液多为子宫内膜腺体分泌产生,与尿液信号多不相同,直肠发育正常,T1WI 上骶椎前方直肠高信号可见。

第七节
阴道斜隔综合征

【临床病史】 孕妇,28 岁,孕 1 产 0,妊娠 34 周。

【产前检查】 B 超:胎儿左肾区未见明显肾脏回声,膀胱后方见无回声区(图 7-18)。

【影像解析】 阴道斜隔综合征(oblique vaginal septum syndrome,OVSS)是一种罕见的女性生殖道梗阻性畸形,国际上将其命名为 Herlyn-Werner-Wumderlich 综合征(HWWS),发病率为 0.1%~3.8%[81]。以双子宫、双宫颈、阴道斜隔同时合并同侧肾发育不良(以肾缺如多见)为表现的一组疾病,其解剖特点是斜隔起源于两宫颈之间,斜行附着于一侧阴道壁,阻挡了该侧通路,进而导致一系列阴道阻塞表现[82]。胚胎早期来自中肾管的后肾发育失败导致了输尿管芽的发育不全,以致同侧输尿管和肾脏、阴道发育异常。而中肾旁管的发育依赖于中肾管[83]。在胚胎第 9 周,中肾旁管上段行走在中肾管的外侧,两者相互平行;中段弯向内侧并越过中肾管的腹面,到达中肾管的内侧;下段左右中肾旁管在中线合并。如果合并失败,两半的输尿管及子宫不能融合,即形成双子宫重复畸形。阴道斜隔综合征,即为同侧中肾管发育中断导致中肾旁管发育的异常,进而形成肾脏、子宫及阴道的综合异常[82]。阴道斜隔综合征的生殖道特点是双子宫、双宫颈、隔后腔积液及对侧正常阴道。该畸形泌尿系统的特点是斜隔侧的肾发育不良、以肾缺如多见,在胎儿期也可表现为多囊性肾发育不良[84]。

【鉴别诊断】 主要与泄殖腔畸形、肾缺如、先天性处女膜闭锁相鉴别。泄殖腔畸形多数合并双阴道双子宫畸形,由于直肠、尿道、阴道共用一个通道,会出现尿路梗阻、双子宫及双阴道积液,T1WI 上骶椎前方正常直肠高信号未见显影。单纯肾缺如时无阴道斜隔后积液征象。

先天性处女膜闭锁时在子宫与直肠间囊性肿块上方可见子宫,而阴道斜隔综合征多为双子宫、双宫颈、隔后腔积液,多合并有斜隔侧肾缺如。

产前 B 超检查、MRI 检查及产后 MRI 检查

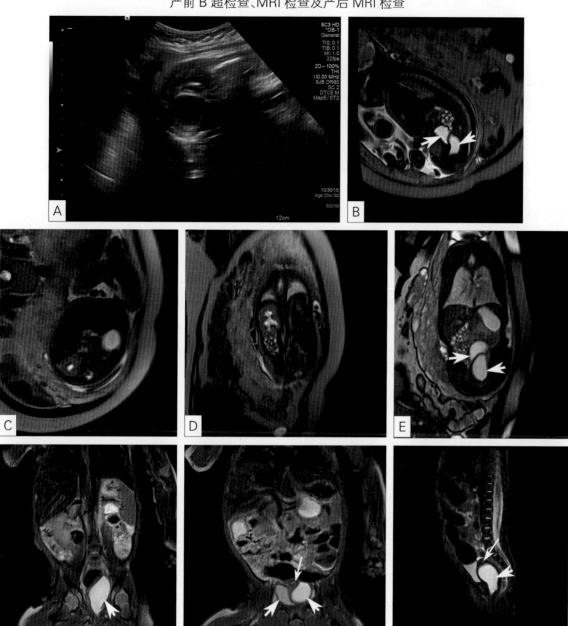

图 7-18 阴道斜隔综合征

A. 产前超声盆腔冠状切面示膀胱后方无回声区。B-E. 产前 MRI HASTE 矢状面、横轴面、冠状面及 True FISP 冠状面示胎儿盆腔内可见两个形态不规则囊性信号影，上下排列，左侧肾区未见明显肾脏结构。F-H. 产后 MRI T2WI 冠状面及矢状面示膀胱（粗箭）后方不规则囊性灶，为扩张的阴道（粗箭），其顶端可见子宫信号影（箭），左侧肾区未见明显肾脏结构

（湖北省妇幼保健院　万亚平　兰为顺）

参 考 文 献

[1] Cooper CJ, Said S, Khalillullah S, et al. Multicystic dysplastic kidney complicated by pyelonephritis [J]. Am J Case Rep, 2013; 14: 412-415.

[2] Kenneth G Nepple, Christopher S Cooper. Multicystic Dysplastic Kidney. In: Pediatric Urology for the Primary Care Physician [M]. New York: Springer; 2014: 235-280.

[3] Al NA, Baumüller JE, Spahn S, et al. Prenatal diagnosis of multicystic dysplastic kidney disease in the second trimester screening [J]. Prenatal Diagnosis, 2013; 33(8): 726-731.

[4] Kalisvaart J, Bootwala Y, Poonawala H, et al. Comparison of ultrasound and magnetic resonance urography for evaluation of contralateral kidney in patients with multicystic dysplastic kidney disease [J]. The Journal of Urology, 2011; 186(3): 1059-1064.

[5] Eijk LV, Cohen-Overbeek TE, Hollander NS D, et al. Unilateral multicystic dysplastic kidney: a combined pre- and postnatal assessment [J]. Ultrasound in Obstetrics & Gynecology, 2002; 19(2): 180-183.

[6] Niemczyk M, Stanisław Niemczyk, Leszek Pączek. Autosomal dominant polycystic kidney disease [J]. Annals of Transplantation Quarterly of the Polish Transplantation Society, 2011; 14(4): 86.

[7] Ong AC M, Harris PC. Molecular pathogenesis of ADPKD: the polycystin complex gets complex [J]. Kidney International, 2005; 67(4): 1234-1247.

[8] Lee EH, Shin MC. A Case Report: prenatal ultrasonographic diagnosis of autosomal dominant polycystic kidney disease [J]. Korean J Obstet Gynecol, 2000; 43(1): 109-112.

[9] Boyer O, Gagnadoux MF, Guest G, et al. Prognosis of autosomal dominant polycystic kidney disease diagnosed in utero or at birth [J]. Pediatric Nephrology, 2007; 22(3): 380-388.

[10] Tsatsaris V, Gagnadoux MF, Aubry MC, et al. Prenatal diagnosis of bilateral isolated fetal hyperechogenic kidneys: is it possible to predict long term outcome? [J]. BJOG: An International Journal of Obstetrics & Gynaecology, 2002; 109(12): 1388-1393.

[11] Menezes LF, Onuchic LF. Molecular and cellular pathogenesis of autosomal recessive polycystic kidney disease [J]. Brazilian Journal of Medical & Biological Research, 2006; 39(12): 1537.

[12] Turkbey B, Ocak I, Daryanani K, et al. Autosomal recessive polycystic kidney disease and congenital hepatic fibrosis (ARPKD/CHF) [J]. Pediatric Radiology, 2009; 39(2): 100-111.

[13] 邵剑波, 马慧静, 赵胜. 胎儿常染色体隐性遗传性多囊肾病的 MRI 表现(附 10 例分析)[J]. 放射学实践, 2010; 25(12): 1363-1366.

[14] Liu Gao-rui, Wang Yi, Liu Xiao-qiang, et al. The repetitive kidney ureteral malformation with ipsilateral report three cases of ureteral carcinoma [J]. The Journal of Urology, 2015; 4(1): 70.

[15] Sahay, Manisha. Congenital anomalies of kidney and urinary tract (CAKUT) [J]. Clinical Queries: Nephrology, 2013; 2(4): 156-165.

[16] Doery AJ, Ang E, Ditchfield MR. Duplex kidney: Not just a drooping lily [J]. Journal of Medical Imaging and Radiation Oncology, 2015; 59(2): 149-153.

[17] Faure A, Merrot T, Sala Q, et al. Value of diagnosis imaging in the evaluation of the severity of histological lesions in duplex systems [J]. Journal of Pediatric Urology, 2014; 10(2): 361-367.

[18] 纪慧, 董素贞. MRI 诊断胎儿重复肾畸形[J]. 中国医学影像技术, 2018; 34(7): 1055-1058.

[19] Nguyen HT, Herndon CD A, Cooper C, et al. The Society for Fetal Urology consensus statement on the evaluation and management of antenatal hydronephrosis [J]. Journal of Pediatric Urology, 2010; 6(3): 212-231.

[20] Williams B, Basir Tareen, Martin I Resnick. Pathophysiology and treatment of ureteropelvic junction obstruction [J]. Current Urology Reports, 2007;8(2):111-117.

[21] Zhang PL, Peters CA, Rosen S. Ureteropelvic junction obstruction:morphological and clinical studies [J]. Pediatric Nephrology, 2000;14(8-9): 820-826.

[22] Grattan-Smith JD. MR urography:anatomy and physiology [J]. Pediatric Radiology, 2008;38 (2Supplement):275-280.

[23] Stephane D, Stefan W, Harald M, et al. Predicting the clinical outcome of congenital unilateral ureteropelvic junction obstruction in newborn by urinary proteome analysis [J]. Nature Medicine, 2006;12(4):398-400.

[24] Bolande R. Congenital mesoblastic nephroma of infancy:a report of eight cases and relationship to Wilms tumor [J]. Pediatrics, 1967;40:272-278.

[25] Manganaro L, Silvia B, Antonelli A, et al. Fetal biparametric MR imaging in the diagnosis of congenital mesoblastic nephroma [J]. European Journal of Radiology, .2018;93:273-283.

[26] Montaruli E, Fouquet, Virginie. Prenatal diagnosis of congenital mesoblastic nephroma [J]. Ultrasound in Obstetrics & Gynecology, 2013;33 (1):79-80.

[27] Bayindir P, Robert Paul Guillerman, M John Hicks, et al. Cellular mesoblastic nephroma (infantile renal fibrosarcoma):institutional review of the clinical, diagnostic imaging, and pathologic features of adistinctive neoplasm of infancy [J]. Pediatric Radiology, 2009;39(10):1066-1074.

[28] Hashim Uddin A, Manit A, Gill L, et al. Part Ⅱ: Treatment of primary malignant non-Wilms' renal tumours in children [J]. Lancet Oncology, 2007; 8(9):842-848.

[29] Glick RD, Hicks MJ, Nuchtern JG, et al. Renal tumors in infants less than 6months of age [J]. Journal of Pediatric Surgery, 2004;39(4):522-525.

[30] Simoni F, Vino L, Pizzini C, et al. Megaureter: classification, pathopysiology, and management [J]. Pediatr Med Chir, 2000;22(1):15-24.

[31] 刘广华,李有忠,刘伟. 彩超诊断胎儿先天性巨输尿管1例[J]. 中国超声诊断杂志,2006;7 (2):158.

[32] 张振秋. 先天性巨输尿管症的诊断与治疗进展[J]. 河北医药,2009;31(22):3141-3143.

[33] 李开庆,方美芬,富丽明. 磁共振成像确诊幼儿先天性巨输尿管一例[J]. 实用医技杂志,2014;21(9):990.

[34] Neirijnck Y, Reginensi A, Renkema KY, et al. Soxllgene disruption causes congenital anomalies of the kidney and urinary tract(CAKUT)[J]. Kidney International, 2018;93(5):1142-1153.

[35] 李占华,王振锋. 肾脏、输尿管重复畸形的影像学诊断进展[J]. 医学综述,2018;24(21):4281-4285.

[36] 邓宏,崔晓会,唐化勇,等. 磁共振成像诊断重复肾输尿管畸形2例[J]. 第四军医大学学报,2003;24(3):202.

[37] Gotoh T, Koyanagi T, Tokunaka S. Pathology of ureterorenal units in various ureteral anomalies with particular reference to the genesis of renal dysplasia [J]. Int Urol Nephrol, 1987;19(3): 231-243.

[38] 刘敏薇,周爱云,徐盼,等. 超声诊断胎儿输尿管囊肿并重复肾1例[J]. 中国医学影像技术,2019;35(5):800.

[39] 郭旭东,蒋绍博. 输尿管囊肿概述及诊疗进展[J]. 泌尿外科杂志(电子版),2010;2(3):40-43.

[40] Silverman SG, Leyendecker JR, Amis ES. What is the current role of CT urography and MR urography in the evaluation of the urinary tract[J]. Radiology, 2009;250(2):309-323.

[41] El-Ghar MA, El-Diasty T. Ectopic insertion of the ureter into the seminal vesicle [J]. World J Radiol, 2013;5(9):349-351.

[42] 吴志平,赵晓昆,钟朝晖,等. 输尿管异位开口

合并肾发育畸形的诊治分析[J]. 中国现代医学杂志,2009;19(4):575-577.

[43] 刘黎琴,肖新兰,陈勇,等. 输尿管开口异位畸形的 MRI 诊断[J]. 放射学实践,2013;28(1):59-63.

[44] Oguzkurt P,Ozalevli SS,Alkan M,et al. Unusual case of bladder duplication:Complete duplication in coronal plane with single urethra and no associated anomalies [J]. Urology,2006;68(5):0-1121000.

[45] Evangelidis A,Murphy JP,Gatti JM. Incomplete bladder duplication presenting antenatally [J]. Urology,2004;64(3):1.

[46] Kajbafzadeh AM,Kajbafzadeh AM,Aghdas FS,et al. Complete covered duplication of the bladder,urethra,vagina,uterus and visceral sequestration [J]. International Journal of Urology,2010;13(8):1129-1131.

[47] Santer R,H Schröder. Rectum and bladder duplication with malformations of the VACTERL association [J]. Klinische Pädiatrie,1987;199(2):119.

[48] 李建宏,张镟,王广欢,等. 儿童膀胱重复畸形4例报告[J]. 临床小儿外科杂志,2007;6(3):70-73.

[49] Kagan KO,Staboulidou I,Syngelaki A,et al. The 11-13-week scan:diagnosis and outcome of holoprosencephaly,exomphalos and megacystis [J]. Ultrasound in Obstetrics & Gynecology,2010;36(1):10-14.

[50] Robyr R,Benachi A,Daikha-Dahmane F,et al. Correlation between ultrasound and anatomical findings in fetuses with lower urinary tract obstruction in the first half of pregnancy [J]. Ultrasound in obstetrics & gynecology,2005;25(5):478-482.

[51] Bernardes LS,Aksnes G,Saada J,et al. Keyhole sign:how specific is it for the diagnosis of posterior urethral valves？[J]. Ultrasound in Obstetrics & Gynecology,2009;34(4):5.

[52] Taghavi K,Sharpe C,Stringer MD,et al. Fetal megacystis:institutional experience and outcomes [J]. Australian and New Zealand Journal of Obstetrics and Gynaecology,2017;57(6):7-15.

[53] Fievet L,Faure A,Coze Stéphanie,et al. Fetal megacystis:etiologies,management,and outcome according to the trimester [J]. Urology,2014;84(1):185-190.

[54] Clark TJ,Martin WL,Divakaran TG,et al. Prenatal bladder drainage in the management of fetal lower urinary tract obstruction:a systematic review and meta-analysis [J]. Obstetrics & Gynecology,2003;102(2):367-382.

[55] Macpherson RI,Leithiser RE,Gordon L,et al. Posterior urethral valves:an update and review[J]. Radiographics,1986;6(5):753-791.

[56] Valves PU. Posterior urethral valves [J]. Rays,2002;27(2):461-462.

[57] Cohen HL,Zinn HL,Patel A,et al. Prenatal sonographic diagnosis of posterior urethral valves:identification of valves and thickening of the posterior urethral wall [J]. Journal of Clinical Ultrasound,2015;26(7):366-370.

[58] Parkhouse HF,Barratt TM,Dillon MJ,et al. Long-term Outcome of Boys with Posterior Urethral Valves [J]. British Journal of Urology,2010;62(1):59-62.

[59] Desa DJ,Nicholls SH. Haemorrhagic necrosis of the adrenal gland in perinatal infants:a clinico-pathological study [J]. The Journal of Pathology,1972;106(3):133-149.

[60] 朱雪萍,肖志辉,丁晓春,等. 新生儿肾上腺出血5例[J]. 中华实用儿科临床杂志,2012;27(2):94.

[61] Wang C,Chen SL,Tang R. Neonatal adrenal hemorrhage presenting as a multiloculated cystic mass [J]. Journal of the Chinese Medical Association Jama,2008;71(9):481-484.

[62] In SS,Geun YJ,Yang PI,et al. Prenatal diagnosis of fetal adrenal hemorrhage and endocrinologic evaluation [J]. Obstetrics & Gynecology Science,

2016;59(3):238-240.

[63] Velaphi SC, Perlman JM. Neonatal adrenal hemorrhage: clinical and abdominal sonographic findings [J]. Clinical Pediatrics, 2001;40(10): 545-548.

[64] Izbizky G, Elias D, Gallo A, et al. Prenatal diagnosis of fetal bilateral adrenal carcinoma [J]. Ultrasound in obstetrics & gynecology, 2005;26(6):669-671.

[65] Davis J, Novotny N, Macknis J, et al. Diagnosis of neonatal neuroblastoma with postmortem magnetic resonance imaging [J]. Radiol Case Rep, 2016; 12(1):191-195.

[66] Isaacs H. Fetal and neonatal neuroblastoma: retrospective review of 271 cases [J]. Fetal Pediatr Pathol, 2007;26(4):177-184.

[67] Flanagan S, Rubesova E, Jaramillo D, et al. Fetal suprarenal masses-assessing the complementary role of magnetic resonance and ultrasound for diagnosis [J]. Pediatric Radiology, 2016;46(2): 246-254.

[68] Shin SI, Yoo JG, Park IY, et al. Prenatal diagnosis of fetal adrenal hemorrhage and endocrinologic evaluation [J]. Obstetrics & Gynecology Science, 2016;59(3):238-240.

[69] Chaturvedi A, Katzman PJ, Franco A. Neonatal neuroblastoma 4s with diffuse liver metastases (Pepper syndrome) without an adrenal/extraadrenal primary identified on imaging [J]. Journal of Radiology Case Reports, 2018;12(3):18-27.

[70] Warne S, Chitty LS, Wilcox DT. Prenatal diagnosis of cloacal anomalies [J]. Bju International, 2015;89(1):78-81.

[71] Th WD, Fitchev P, Policarpionicolas ML, et al. Urorectal septum malformation sequence [J]. Urology, 2015;48(4):128-129.

[72] Escobar LF, Heiman M, Zimmer D, et al. Urorectal septum malformation sequence: prenatal progression, clinical report, and embryology review [J]. American Journal of Medical Genetics Part A, 2007;143A(22):2722-2726.

[73] Chaubal N, Dighe M, Shah M, et al. Calcified meconium: an important sign in the prenatal sonographic diagnosis of cloacal malformation [J]. Journal of Ultrasound in Medicine, 2003;22: 727-730.

[74] Calvo-Garcia MA, Beth M Kline-Fath, Marc A Levitt, et al. Fetal MRI clues to diagnose cloacal malformations [J]. Pediatric Radiology, 2011;41 (9):1117-1128.

[75] Pena A, Lewitt M. Surgical Management of the cloacal malformations [J]. Semin Neonatol, 2003;8:249-257.

[76] Chien JC, Chen SJ, Tiu CM, et al. Is urorectal septum malformation sequence a variant of the vertebral defects, anal atresia, tracheo-oesophageal fistula, renal defects and radial dysplasia association? Report of a case and a review of the literature [J]. European Journal of Pediatrics, 2005;164(6): 350-354.

[77] Yildirim G, Gungorduk K, Aslan H, et al. Prenatal diagnosis of imperforate hymen with hydrometrocolpos [J]. Archives of Gynecology & Obstetrics, 2008; 278(5):483-485.

[78] Adaletli I, Ozer H, Kurugoglu S, et al. Congenital imperforate hymen with hydrocolpos diagnosed using prenatal MRI [J]. American Journal of Roentgenology, 2007;189(1):23-25.

[79] Messina M, Severi FM, Bocchi C, et al. Voluminous perinatal pelvic mass: a case of congenital hydrometrocolpos [J]. J Matern Fetal Neonatal Med, 2004;15:135-137.

[80] Frega A, Verrone A, Schimberni M, et al. Feasibility of office CO_2 laser surgery in patients affected by benign pathologies and congenital malformations of female lower genital tract [J]. Eur Rev Med Pharmacol Sci, 2015;19:2528-2536.

[81] Deven C, Brian C. Herlyn-Werner-Wunderlich syndrome: a rare presentation with pyocolpos [J]. Journal of Radiology Case Reports, 2012;6(3): 9-15.

［82］Gholoum S,Puligandla PS,Hui T,et al. Management and outcome of patients with combined vaginal septum,bifid uterus,and ipsilateral renal agenesis（Herlyn-Werner-Wunderlich syndrome）［J］. Journal of Pediatric Surgery,2006;41（5）:987-992.

［83］Orazi C. Herlyn-Werner-Wunderlich syndrome: uterus didelphys,blind hemivagina and ipsilateral renal agenesis. Sonographic and MR findings in 11 cases［J］. Pediatric Radiology,2007;37:657-665.

［84］Gholoum S,Puligandla PS,Hui T,et al. Management and outcome of patients with combined vaginal septum,bifid uterus,and ipsilateral renal agenesis（Herlyn-Werner-Wunderlich syndrome）［J］. Journal of Pediatric Surgery,2006;41（5）:987-992.

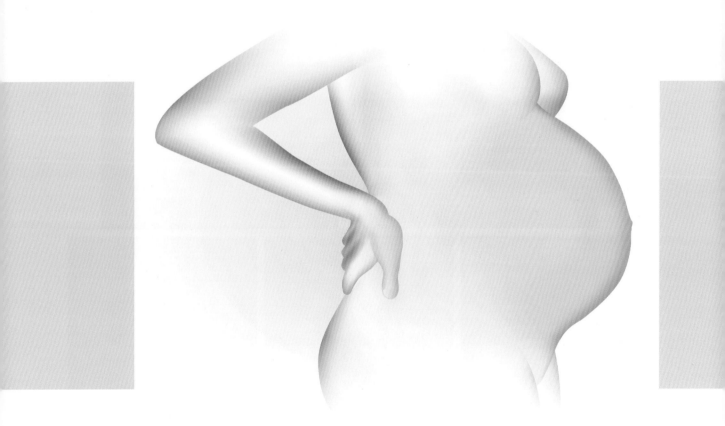

第八章

腹膜后及腹壁异常

第一节
淋巴管瘤

【临床病史】孕妇,28岁,妊娠 24+ 周。

【产前检查】B 超:胎儿右下腹、右下肢及臀部皮下见弥漫分布无回声(图 8-1)。

【影像解析】肠系膜或大网膜淋巴管瘤(lymphangioma)又称为大网膜及肠系膜囊肿(omental cyst and mesenteric cyst),是先天性淋巴管发育异常所致,可呈囊状或海绵状[1]。肠系膜淋巴管瘤多位于空肠或回肠系膜的根部,呈单房或者多房,形态多不规则,壁薄,内部可见分隔、呈多房样改变,也有单房的囊肿,体积一般较大,与肠管不相通,与腹腔内其他脏器分界清晰[2,3]。磁共振成像表现:T1WI 呈低信号,T2WI 呈高信号,内部信号均匀,多房者内部可见分隔(图8-1),与肠管及其他脏器不相关。形态不规则,壁薄。病变一般出现在孕中、晚期[4]。

【鉴别诊断】主要需与胎粪性腹膜炎假性囊肿、肠重复畸形、卵巢囊肿等相鉴别[1,3-5]。

产前行胎儿 B 超检查及 MRI 检查

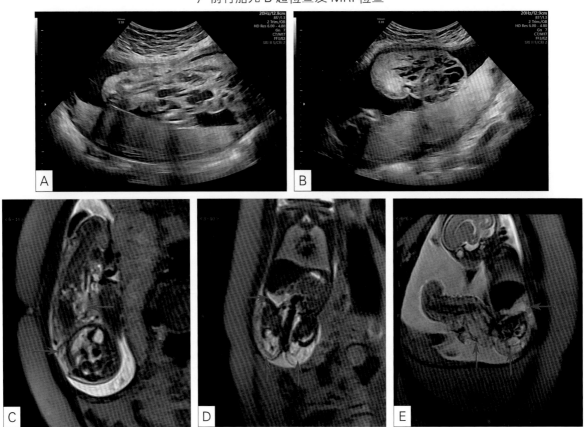

图 8-1　淋巴管瘤

A、B. 产前胎儿 B 超示胎儿右侧腹腔、腹膜后及右下肢、臀部皮下见弥漫分布无回声病灶。C-E. 产前 MRI HASTE 横轴位、矢状位及冠状位示胎儿右下腹约肝肾间隙区可见一团片状长 T1 长 T2 信号区,病变向周围及向腹外延伸扩展,边界不清,范围较大,包裹右侧腰大肌生长;胎儿右侧下肢大腿、小腿及臀部、会阴部皮下及肌间隙内见弥漫性分布斑片状长 T1 长 T2 信号影,范围较广泛,包绕肌肉生长(箭)

第二节
腹膜后畸胎瘤

【临床病史】孕妇,27岁,妊娠37+周。

【产前检查】超声:提示胎儿右肾下方见一含骨性的实质为主的肿块(图8-2)。

【影像解析】儿童性腺外畸胎瘤一般发生在中线或中轴旁位置,胎儿期畸胎瘤最

产前行胎儿B超检查、MRI平扫检查,产后新生儿期行CT平扫+增强检查

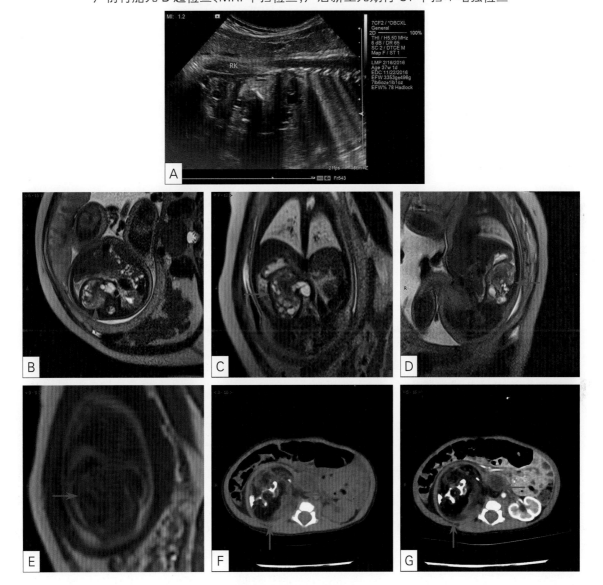

图8-2 腹膜后畸胎瘤

A. 产前B超腹部矢状切面示胎儿右肾下方一含骨性的实质为主的肿块。B-E. 产前MRI HASTE横轴位、冠状位、矢状位及T1WI冠状位图像示胎儿右肾内下可见一巨大占位(箭),大小约为5.6cm×3.5cm×3.6cm,T1WI、T2WI均呈混杂信号,其下部可见散在多个长T1长T2小囊状信号影,上部可见短T2信号影,该占位周围可见包膜。右肾向外上推移,集合系统扩张。肿块内侧可见囊管状长T1长T2信号灶。胎儿膀胱未见明显异常;胎儿左肾大小及信号未见明显异常。F. 产后新生儿期腹部CT平扫示右腹部右肾下方至膀胱右外方可见一较大类圆形混杂密度肿块影,周边见环状边缘,其内可见脂肪密度、软组织密度及不规则钙化成分(箭),边界清楚,肿块大小约6cm×5.6cm×7cm,右肾下极受挤压。G. 产后CT增强示上述肿块软组织成分轻度不均匀强化,脂肪成分未见明显强化(箭)

好发于骶尾部,也可发生于颅内松果体区、颈部、前纵隔、腹部及腹膜后。畸胎瘤由三个胚胎生殖细胞层发育而来,因此,可能包含所有类型的组织,性腺外畸胎瘤被认为起源于原始生殖细胞或早期胚胎细胞。畸胎瘤有良性和恶性两种分化方式,良性畸胎瘤完全由成熟的全分化组织组成,以囊性成分为主,故也称为囊性畸胎瘤,由外胚层及中胚层构成,囊内为皮脂样液体,囊壁为纤维组织,而恶性畸胎瘤几乎总是含有不同程度不成熟的胚胎组织[6]。原发性腹膜后畸胎瘤(retroperitoneal teratomas)发病率极低,仅占畸胎瘤的 4%~6%[6,7],约 85% 腹膜后畸胎瘤为良性。腹膜后畸胎瘤多与腹膜后器官无明显关系[8]。常表现为腹部肿块或腹围增加。腹膜后畸胎瘤典型表现为腹膜后包含有脂肪和钙化成分的混杂包块,肿块一般较大,边界清晰,包膜完整[9]。磁共振表现为腹膜后混杂信号肿块,以 T1WI 低信号、T2WI 高信号为主,其内有不同含量的软组织成分(T1WI 稍低信号、T2WI 稍高信号),良性畸胎瘤软组织成分含量相对较少;MRI 对脂肪成分较为敏感,表现为 T1WI、T2WI 均为高信号,压脂序列呈低信号[9,10](图 8-2)。囊性畸胎瘤表现为 T1WI 低信号、T2WI 高信号,可为单囊或多囊。肿块周围组织器官受压、移位。

【鉴别诊断】 腹膜后畸胎瘤需与胎中胎、神经母细胞瘤、中胚层肾瘤等相鉴别。胎中胎病灶内可见椎体及肢体信号,也可见其他器官组织,如肠管、膀胱等,且多合并无脑或无心畸形。神经母细胞瘤信号较畸胎瘤均匀,较大者可合并囊变坏死,无脂肪成分,但以实性成分为主[11,12];囊性神经母细胞瘤与畸胎瘤鉴别较困难。中胚层肾瘤与肾脏关系密切,信号较均匀,以实性成分为主[13]。

第三节
胎中胎

【临床病史】 孕妇,40 岁,妊娠 37+ 周。

【产前检查】 B 超:胎儿腹腔内混杂回声包块,似可见脊柱及四肢结构(图 8-3)。

【影像解析】 胎中胎(fetus-in-fetus)又称胎内胎或寄生胎,是指一完整胎体的某部分寄生有另一具或几具不完整的胎体,在临床上较少见。于 1800 年由 Meckel 首次报告,其发生率为新生儿的 50 万分之一,各研究中性别比例不同,目前男性较多。其发病机制尚不明确,最普遍接受的是"寄生孪生理论",也有学者提出"畸形畸胎瘤理论"[14]。Spencer(2001)提出胎中胎的诊断标准需包含以下的一条或几条诊断标准[15]:①寄生胎包裹在一个明显的囊内;②寄生胎部分或完全覆盖有正常皮肤;③寄生胎只有少数几条相对较大的血管与宿主相连;④寄生胎或紧邻连体双胞胎的附着点,或与神经管或胃肠道系统相关联。大部分病例位于近腹中线腹膜后区,还可见于颅腔、口腔、纵隔、肺、骶尾部、肾脏、阴囊、隐睾等部位。磁共振成像多表现为胎儿腹部的囊实性肿块,有完整包膜,随孕期进展,中晚期囊实性病灶内可见椎体及肢体信号,早期的肢芽可见(图8-3);有时可合并其他器官组织信号如肠管、膀胱等;多合并无脑或无心畸形;肿块与周

产前行胎儿 B 超检查、MRI 平扫检查、产后行腹部平片及 MRI 平扫 + 增强检查

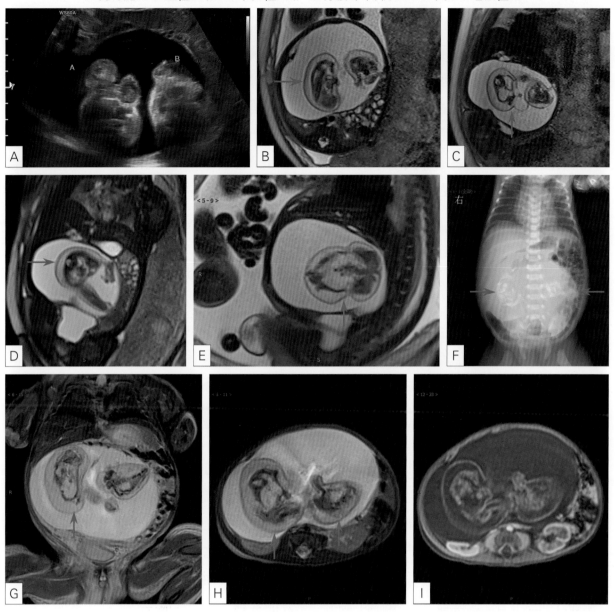

图 8-3　胎中胎

A. 产前 B 超胎儿腹部冠状切面示胎儿腹腔内见两个类似胎儿结构,呈高低混杂回声,隐约见脊柱及四肢结构。B-E. 产前 True FISP 横轴位、冠状位及矢状位图像示胎儿中上腹近中线区见类圆形 T2WI 高信号包块,大小约 11.1cm×8.7cm× 6.4cm,边界清晰,形态欠规则,病灶内可见类似胎儿结构(肢体、脊柱),邻近组织受压、移位(箭)。F. 产后新生儿期腹部平片示腹部中线位置见团块状软组织密度肿块影,内部见不规则高密度影(箭)。G、H. 产后 MRI T2WI 横轴位及冠状位示患儿腹部近中线偏右见类圆形肿块,可见胎儿皮肤、肢体、脊柱结构(箭)。I. 产后 MRI 增强图像示胎儿腹腔内肿块呈不均匀强化

围结构分界清晰。少数可有恶变[16-18]。

【鉴别诊断】主要需与腹膜后畸胎瘤相鉴别。畸胎瘤（teratoma）由外、中、内三个胚层组织构成的发育异常的实质性肿瘤，可有分化成熟的软骨或牙齿，可见单个或多个囊腔，囊内含有皮脂物质或黏液等。

好发于卵巢、睾丸、后腹膜、骶尾部等，脂肪为其特征性影像表现，其内含有不规则钙化或骨化影，无成形的脊椎和四肢骨骼结构；有恶变潜能，表现为侵犯邻近结构[15,19]。

第四节
胎粪性腹膜炎

【临床病史】孕妇，30岁，妊娠34周。

【产前检查】B超：胎儿腹水，内可见多个强回声光团（图8-4）。

【影像解析】胎粪性腹膜炎（meconium peritonitis，MP）是由于胎儿时期各种原因导致胎儿肠穿孔，胎粪及消化酶进入腹腔导致的无菌性化学性腹膜炎引起的炎性反应形成纤维组织并钙化。MP是引起胎儿腹腔内钙化灶最常见的原因。病因包括各类肠道先天畸形（如肠狭窄、肠闭锁、重复畸形）、肠套叠、肠内疝、肠粘连、肠扭转等引起的肠梗阻；各类发育不良所致肠壁肌薄弱或部分缺损、肠道神经支配紊乱、肠及系膜血管病变等所致的肠壁病变；宫内感染（TOUCH病毒、细小病毒B19等）所致的肠壁血管炎症、坏死；其余不明原因肠穿孔（约40%以上）[20-22]。15%~40%胎粪性腹膜炎的新生儿并发囊性纤维化[20]。Kamata等学者[23]将胎粪性腹膜

炎分为3型：Ⅰ型，大量胎粪腹水型；Ⅱ型，巨大假囊肿型；Ⅲ型，钙化或小囊肿型。其中，Ⅰ型、Ⅱ型MP的胎儿风险要高于Ⅲ型。三种类型的MP中，特别是Ⅰ型、Ⅱ型MP，磁共振表现具有特征性。Ⅰ型MP磁共振表现为腹腔大量游离液体信号，T1WI呈低信号，T2WI呈高信号，分布于肝脏、脾脏周围及腹腔肠管周围，信号常较均匀，胎粪量溢出较多者可于腹水中分辨出胎粪信号，呈沉积于腹水底部的半固体状T1WI高、T2WI稍低信号影。受腹腔内大量腹水浮力及推压作用，腹腔内肠管多集中于中腹部，漂浮于腹水内，因肠管已经穿孔，此时很难看到扩张肠管。若早期发现肠管扩张，复查时扩张肠管消失，并出现大量腹水，可考虑为MP。Ⅱ型MP表现为腹腔内巨大囊性病变，因囊内液体及胎粪含量的比例不同，假性囊肿在T2WI通常呈高信号，T1WI可呈高[24-26]、等信号[26]及低信号：胎粪含量多者T1WI呈高信号（图8-4），信号常不均匀，可见钙化灶及斑片状、云絮状胎粪影；液体含量多者T1WI呈稍低/低信号。Ⅲ型磁共振优势不大，小的囊肿可观察到，但是单纯钙化比较难观察。

【鉴别诊断】Ⅰ型MP要与胎儿水肿综合征鉴别，胎儿水肿综合征也常有胎儿腹水征象，但多合并心包积液、胸腔积液、皮肤水肿、胎盘增厚等多种征象[27]；另外，MP在出现腹水之前可观察到肠管扩张也可作为鉴别点。Ⅱ型MP需与腹部其他囊性病灶鉴别，如肠系膜囊肿、肠重复畸形、卵巢囊肿等，后者囊性病变内容物多呈T1WI低信号、T2WI高信号，结合肠管形态、信号特征及发病部位、时间等征象不难鉴别。

产前行胎儿 B 超检查、MRI 平扫检查、产后新生儿期行腹部 CT 平扫 + 增强检查

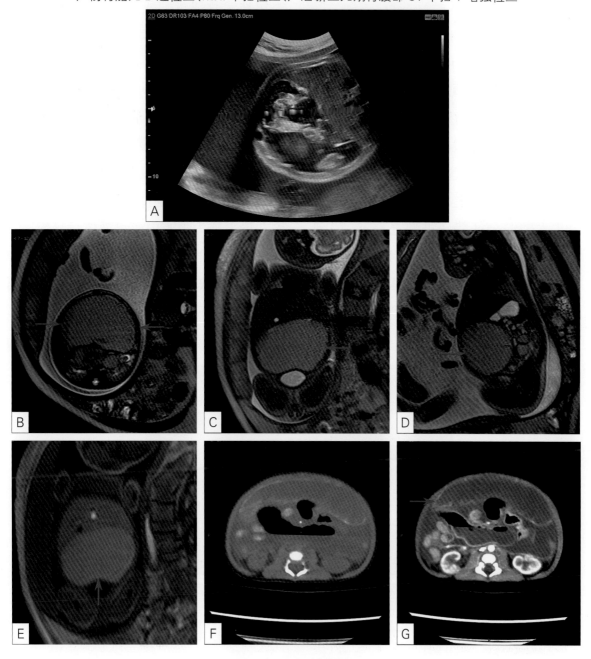

图 8-4　胎粪性腹膜炎

A. 产前 B 超胎儿腹部横切面示胎儿腹水，内可见多个强回声光团。B-E. 产前 MRI HASTE 横轴位、冠状位、矢状位及 T1WI 冠状位图像示胎儿肝下缘、膀胱上缘、腹部前部可见一巨大异常信号肿块，最大径约 6.8cm×9.2cm×6.6cm，将肠管及中上腹实质脏器向后推压，呈短 T1 长 T2 信号，T2WI 上肿块外周信号稍低，内侧信号稍高，均低于羊水，胃泡及膀胱受压（箭）。F. 产后腹部 CT 平扫示肝脾周围及腹腔见液体密度影。肝下缘、腹腔（横结肠）前部可见一较大的囊状肿块，轴位上最大径约 1.8cm×9.5cm，囊状肿块的壁密度较高伴钙化，内部为液体成分；病变将肠管及腹部实质脏器向后推压。腹腔内肠管周围亦见类似囊性密度病变。上腹部肠管扩张、积气，其余腹部肠管内容物密度明显增高、部分见钙化样改变。G. 产后腹部 CT 增强示腹腔前部囊性灶内部未见明显强化，腹腔内肠管周围囊性病变的壁可见明显强化，内部液体成分无强化（箭）

第五节
单纯性腹水

【临床病史】孕妇,31 岁,妊娠 33+ 周。

【产前检查】B 超:胎儿腹腔少量积液 (图 8-5)。

【影像解析】胎儿腹水是产前诊断中一种常见的异常表现,是胎儿水肿的一种类型。胎儿单纯性腹水,又称胎儿孤立性腹水,是胎儿水肿综合征特殊类型之一[28],表现为除腹水外无其他部位积液或水肿,其诊断标准[29]目前认为是在妊娠期间出现单一腹水,即通过肝脏横断面水平见腹腔内积液,不包括皮肤等其他部位水肿或胸腔积液,也不包括全身性水肿或 Rh 同种免疫性溶血。目前认为单纯性腹水主要由腹腔内病变引起。根据 ElBishry 等人[30,31]研究,根据其超声表现,单纯性胎儿腹水分为轻度、中度及重度三类。超声提示仅有少量积液时,为轻度;超声检查发现腹腔大量积液并伴有胎儿腹围增加时,为重度;积液量较多,但不伴有腹围改变时,为中度;其分度与预后有关。磁共振表现为腹腔内游离液体信号影,主要位于肝脏、脾脏周围及肠管间隙,呈 T1WI 低信号、T2WI 高信号(图 8-5);而其他部位体腔内未见液体异常聚集。

产前行胎儿 B 超检查、MRI 平扫检查

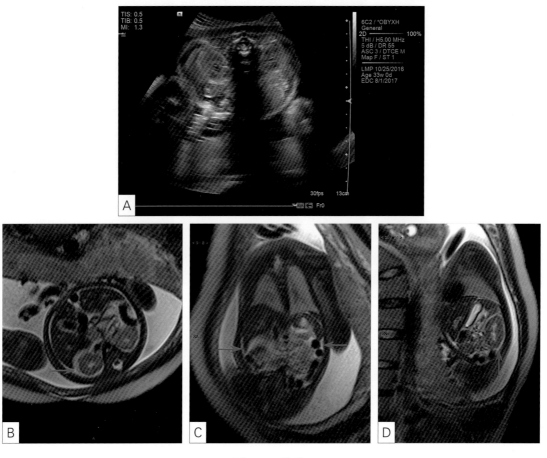

图 8-5　腹水

A. 产前 B 超示胎儿腹腔内少量积液。B-D. 产前 MRI HASTE 横轴位、冠状位及矢状位示胎儿腹部脏器周围可见长 T2 积液信号(箭),肠管未见明显扩张,食管可见显示,胃腔及膀胱较大

第六节
腹裂畸形

【临床病史】孕妇,30 岁,妊娠 23 周。

【产前检查】B 超:羊膜腔内见肠管回声(图 8-6)。

【影像解析】腹裂(gastroschisis)是以全层腹壁闭合缺陷为特征的先天性畸形,伴有胎儿腹腔内容物突出,肠管最多见;没有包绕的腹膜或囊,这些漂浮的肠管直接暴露于羊水中,可发生水肿[32-34]。腹壁缺损通常较小(小于 2cm),大多数位于脐带插入点的右侧[34]。腹裂伴发畸形较脐膨出少,占 10%~20%,主要为消化系统异常,故其预后相对较好,生存率较高(85%~97%),发生胎死宫内的风险为 5%[35,36]。磁共振成像表现为胎儿疝出于体腔外的脏器为原肠,从胃到乙状结肠,且其疝出物无羊膜和腹膜包绕,HASTE 及 FIESTA 序列可清晰显示解剖关系(图 8-6)。T1WI 则可区分疝出物为低信号含液肠管或高信号含有胎粪的肠管[37,38]。

产前行胎儿 B 超检查、MRI 检查

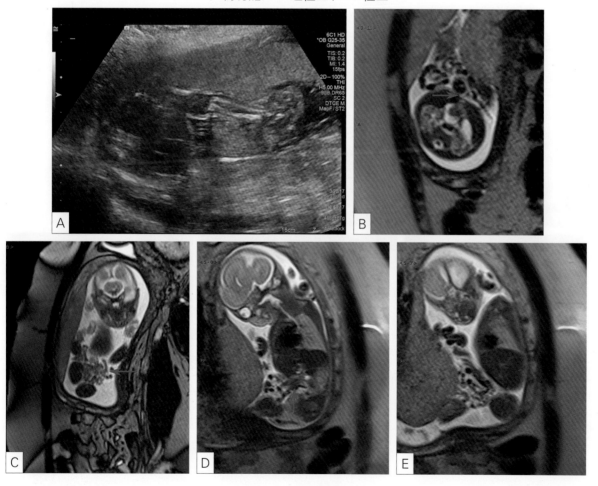

图 8-6 腹裂畸形

A. 产前 B 超示羊膜腔内见肠管回声。B-E. 产前 MRI HASTE 横轴位、冠状位及矢状位示胎儿腹壁连续性中断,缺损处长约 1.9cm,大部分肠管(小肠、结肠)漂浮于羊水中,周围未见包膜,肠管未见明显扩张,脐带插入胎儿腹壁位置较低(箭)

【鉴别诊断】腹裂畸形主要需与脐膨出相鉴别，腹裂畸形腹壁缺损较脐膨出小，多位于脐带插入点的右侧，疝出物无羊膜及腹膜包绕；脐膨出腹壁缺损多位于中线脐周围，疝出物外有疝囊包裹，多为腹膜、外层羊膜，且合并其他系统畸形发生率高。

第七节
脐膨出

【临床病史】孕妇，34岁，妊娠38⁺周。

【产前检查】B超：胎儿局部腹壁缺损，腹壁前方见肠管、肝脏膨出（图8-7）。

【影像解析】脐膨出（omphalocele）是一种先天性腹壁发育缺陷，是发生在中线脐周围的腹壁缺损，脐带插入点位于疝囊的顶点，通常表现为内层腹膜、外层羊膜及脐带向外突出。疝囊中包含不同的内脏器官，如肝脏、胃、肠管等[33,39-41]。脐膨出的发病率在活产儿中波动于0.8/1 000~3.9/1 000，有高达60%左右合并其他畸形，包括染色体异常（13三体、18三体、21三体）、心脏异常、Beckwith-Wiedemann综合征（包括巨大儿、巨

产前行胎儿B超检查及MRI平扫、产后行胸腹部平片检查

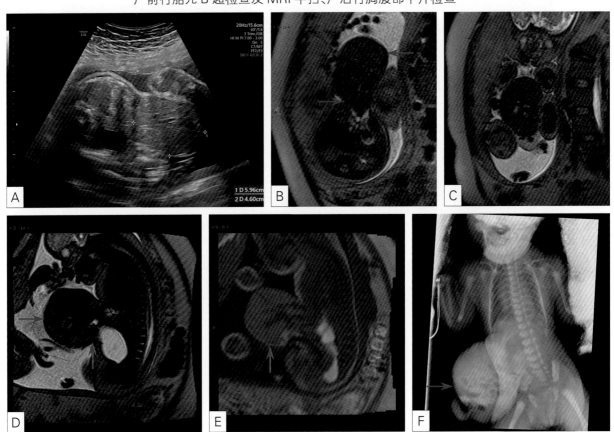

图8-7　脐膨出

A. 产前B超示胎儿局部腹壁缺损，腹壁前方见肠管、肝脏膨出。B-E. 产前MRI HASTE横轴位、冠状位、矢状位及T1WI矢状位示胎儿腹壁局部缺损，连续性中断，缺损处宽约4.1cm，并可见软组织包块向外膨出（箭），境界尚清，范围约4.5cm×7.6cm×8.1cm，其内主要为胎儿肝脏、胆囊及部分肠管信号、部分胃泡，周围可见脐血管。F. 产后胸腹部平片示腹部可见软组织影膨出于脐部，膨出物内见软组织密度影及肠气影

舌症、脏器肥大和新生儿低血糖)等[42,43]。磁共振表现，脐膨出时，疝出体外的脏器包括肝脏、胃、肠管、脾脏及胆囊等，其外有T2WI低信号线状低信号的囊性结构(外层羊膜、内脏腹膜)包绕，囊内见腹腔内结构(图8-7)。腹壁缺损以5cm为界，>5cm为巨型缺损，<5cm为小型缺损[43,44]。

【鉴别诊断】脐膨出主要需与腹裂畸形相鉴别，脐膨出腹壁缺损多位于中线脐周围，疝出物外有疝囊包裹，多为腹膜、外层羊膜，且其他系统畸形发生率高；腹裂畸形腹壁缺损较前者小，多位于脐带插入点的右侧，疝出物无羊膜及腹膜包绕。

(湖北省妇幼保健院　蒋诚诚　兰为顺)

参 考 文 献

[1] 张普庆,吴青青,梁娜,等.胎儿腹部囊肿的产前超声诊断及预后的相关研究进展[J].中华医学超声杂志(电子版),2016;13(11):812-814.

[2] Perkins JA, Manning SC, Tempero RM, et al. Lymphatic malformations: Review of current treatment [J]. Otolaryngology Head and Neck Surgery, 2010; 142(6): 795-803.

[3] Santo S, JoãoPaulo Marques, Veca P, et al. Prenatal ultrasonographic diagnosis of abdominal cystic lymphangioma: a case report [J]. Journal of Maternal-Fetal Medicine, 2008; 21(8): 2.

[4] Cozzi DA, Olivieri C, Manganaro F, et al. Fetal Abdominal Lymphangioma Enhanced by Ultrafast MRI [J]. Fetal Diagnosis and Therapy, 2010; 27(1): 46-50.

[5] Esther D. Prenatal diagnosis of abdominal cystic lymphangioma [J]. European Journal of Radiology Extra, 2003; 45(3): 97-100.

[6] Engel RM, Elkins RC, Fletcher BD. Retroperitoneal teratoma-Review of the literature and presentation of an unusual case [J]. Cancer, 1968; 22(5): 1068-1073.

[7] Backer AD, Madern GC, Hazebroek FWJ. Retroperitoneal germ cell tumors: A clinical study of 12 patients [J]. Journal of Pediatric Surgery, 2005; 40(9): 1475-1481.

[8] Luo CC, Chen-Sheng Huang, Shih-Ming Chu, et al. Retroperitoneal teratomas in infancy and childhood [J]. Pediatric Surgery International, 2005; 21(7): 536-540.

[9] Hayasaka K, Yamada T, Saitoh Y, et al. CT evaluation of primary benign retroperitoneal tumor [J]. Radiat Med, 1994; 12(3): 115-120.

[10] Hart J, Mazrani W, Jones N, et al. Upper abdominal teratomas in infants: radiological findings and importance of the vascular anatomy [J]. Pediatric Radiology, 2008; 38(7): 750-755.

[11] Günther P, Schenk JP, Wunsch R, et al. Abdominal tumours in children: 3-d visualisation and surgical planning [J]. European Journal of Pediatric Surgery, 2004; 14(5): 316-321.

[12] Snyder E, Jelin AC, Huisman TAGM, et al. Fatal congenital retroperitoneal neuroblastoma diagnosed by fetal magnetic resonance imaging [J]. Journal of Computer Assisted Tomography, 2017; 41(4): 651-652.

[13] Medha PK, Alka VG, Arti RA, et al. Cytodiagnosis of congenital mesoblastic nephroma: a case report [J]. Diagnostic Cytopathology, 2013; 41(3): 234-238.

[14] Miura S, Miura K, Yamamoto T, et al. Origin and mechanisms of formation of fetus-in-fetus: two cases with genotype and methylation analyses [J]. American Journal of Medical Genetics Part A, 2010; 140A(16): 1737-1743.

[15] Brand A, Alves MC, Saraiva C, et al. Fetus-in-fetus-diagnostic criteria and differential diagnosis—a case report and literature review [J]. Journal of Pediatric Surgery, 2004; 39(4): 616-618.

[16] Parashari UC, Luthra G, Khanduri S, et al. Diagnostic dilemma in aneglected case of fetus-in-fetus solved with magnetic resonance imaging and MDCT-a case report and review of literature [J]. Journal of Radiology Case Reports, 2011; 5 (10): 29-37.

[17] Eng HL, Chuang JH, Lee TY, et al. Fetus-in-fetus: a case report and review of the literature [J]. Journal of Pediatric Surgery, 1989; 24 (3): 296-299.

[18] Sewell EK, Massa-Buck B, Rubio EI, et al. Impact of prenatal diagnosis of fetus-in-fetus [J]. Journal of Neonatal-Perinatal Medicine, 2017; 10 (3): 333-338.

[19] Sitharama SA, Jindal B, Vuriti MK, et al. Fetus-in-fetus: case report and brief review of literature on embryologic origin, clinical presentation, imaging and differential diagnosis [J]. Pol J Radiol, 2017; 82: 46-49.

[20] Dirkes K, Crombleholme TM, Craigo SD, et al. The natural history of meconium peritonitis diagnosed in utero [J]. Journal of Pediatric Surgery, 1995; 30 (7): 979-982.

[21] Foster MA, Nyberg DA, Mahony BS, et al. Meconium peritonitis: prenatal sonographic findings and their clinical significance [J]. Radiology, 1987; 165 (3): 661-665.

[22] Lally KP, Mehall JR, Xue H, et al. Meconium stimulates apro-inflammatory response in peritoneal macrophages: implications for meconium peritonitis [J]. Journal of Pediatric Surgery, 1999; 34 (1): 214.

[23] Kamata S, Nose K, Ishikawa S, et al. Meconium peritonitis in utero [J]. Pediatric Surgery International, 2000; 16 (5-6): 377-379.

[24] Chan K, Tang M, Tse H, et al. Meconium peritonitis: prenatal diagnosis, postnatal management and outcome [J]. Prenatal Diagnosis, 2005; 25 (8): 676-682.

[25] Veyrac C, Couture A, Saguintaah M, et al. MRI of fetal GI tract abnormalities [J]. Abdominal Imaging, 2004; 29 (4): 411-420.

[26] Saguintaah M, Alain Couture, Corinne Veyrac, et al. MRI of the fetal gastrointestinal tract [J]. Pediatric Radiology, 2002; 32 (6): 395-404.

[27] 张玉珍, 曹剑锋, 刘明, 等. 胎儿水肿综合征的磁共振表现[J]. 临床放射学杂志, 2017; 36 (1): 107-110.

[28] Lin SM, Wang CH, Zhu XY, et al. Clinical study on 156 cases with hydrops fetalis [J]. Zhonghua Fu Chan Ke Za Zhi, 2011; 46 (12): 905.

[29] Casaccia G, Giorlandino C, Catalano OA, et al. Prenatal rectal perforation: an unsuspected cause of isolated ascites [J]. Journal of Perinatology Official Journal of the California Perinatal Association, 2006; 26 (11): 717-719.

[30] Bishry GE. The outcome of isolated fetal ascites [J]. European Journal of Obstetrics & Gynecology & Reproductive Biology, 2008; 137 (1): 43-46.

[31] Nose S, Usui N, Soh H, et al. The prognostic factors and the outcome of primary isolated fetal ascites [J]. Pediatric Surgery International, 2011; 27 (8): 799-804.

[32] Schwaitzberg SD, Pokorny WJ, Mcgill CW, et al. Gastroschisis and omphalocele [J]. The American Journal of Surgery, 1983; 144 (6): 650-654.

[33] Knutrud O, Bjordal RI, Rø J, et al. Gastroschisis and omphalocele [J]. Progress in Pediatric Surgery, 1979; 13 (2): 51.

[34] Moore C, Stokes GE. Gastroschisis: Report of two cases treated by a modification of the gross operation for omphalocele [J]. Surgery, 1953; 33 (1): 112-120.

[35] Kluth D, Lambrecht W. The pathogenesis of omphalocele and gastroschisis [J]. Pediatric Surgery International, 1996; 11 (2-3): 62-66.

[36] Stoll C, Alembik Y, Dott B, et al. Omphalocele and gastroschisis and associated malformations [J]. American Journal of Medical Genetics Part A, 2010; 146A (10): 1280-1285.

[37] Nakagawa M, Hara M, Shibamoto Y. MRI findings in fetuses with an abdominal wall defect: gastroschisis, omphalocele, and cloacal exstrophy [J]. Japanese Journal of Radiology, 2013; 31 (3): 153-159.

[38] Tonni G, Pattaccini P, Ventura A, et al. The role of ultrasound and antenatal single-shot fast spin-echo MRI in the evaluation of herniated bowel in case of first trimester ultrasound diagnosis of fetal gastroschisis [J]. Archives of Gynecology & Obstetrics, 2011; 283 (4): 903-908.

[39] Schwaitzberg SD, Pokorny WJ, Mcgill CW, et al. Gastroschisis and omphalocele [J]. The American Journal of Surgery, 1983; 144 (6): 650-654.

[40] Moore TC, Stokes GE. Gastroschisis: Report of two cases treated by a modification of the gross operation for omphalocele [J]. Surgery, 1953; 33 (1): 112-120.

[41] Kluth D, Lambrecht W. The pathogenesis of omphalocele and gastroschisis [J]. Pediatric Surgery International, 1996; 11 (2-3): 62-66.

[42] Stoll C, Alembik Y, Dott B, et al. Omphalocele and gastroschisis and associated malformations [J]. American Journal of Medical Genetics Part A, 2010; 146A (10): 1280-1285.

[43] Nakagawa M, Hara M, Shibamoto Y. MRI findings in fetuses with an abdominal wall defect: gastroschisis, omphalocele, and cloacal exstrophy [J]. Japanese Journal of Radiology, 2013; 31 (3): 153-159.

[44] Clemens C. Prenatal 3-dimensional sonographic and MRI findings in omphalocele-exstrophy-imperforate anus-spinal defects complex [J]. Journal of Clinical Ultrasound, 2010; 36 (5): 308-311.

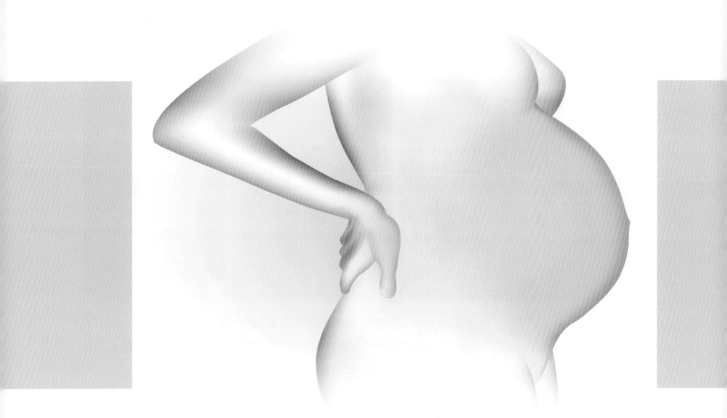

第九章

骨骼肌肉系统

第一节

蝴蝶椎

【临床病史】孕妇，34岁，孕5产1，孕24+3周。

【产前检查】B超：胎儿胸椎局部排列欠规整，略向右侧弯（图9-1）。

【影像解析】蝴蝶椎（butterfly vertebra）又称矢状椎体裂，是一种以椎体软骨化中心先天性融合异常为特征的畸形[1]。其由部分或完全分离的"半椎体"结构组成[2]。病变以腰椎多见，胸椎次之[3]。蝴蝶椎可能与其他系统性疾病（Pfeiffer，Jarcho-Levin，Crouzon or Alagille综合征[4-10]等等）有关，或者与其他脊柱异常（包括多腰椎、脊柱裂、脊髓纵裂、脊椎侧弯或后凸畸形等等）相关[11]。SWI序列冠状位上表现为椎体中央部变细或呈左右对称的两个不相连楔形低信号影，形状类似蝴蝶样改变（图9-1）。当发现蝴蝶椎畸形时，要仔细观察是否存在其他畸形，最后进行综合性评价。

【鉴别诊断】蝴蝶椎与半椎体相鉴别。半椎体畸形是由于一侧骨化中心不发育，所以MR表现位于一侧不规则骨质信号，多伴脊柱侧弯，易与蝴蝶椎相鉴别。

产前 MRI 检查，产后胸腹部卧位片检查

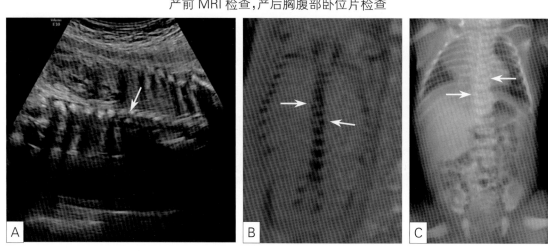

图 9-1　A. 孕 24+3 周，产前超声检查胎儿脊柱冠状切面示胸部蝴蝶椎（箭）。B. 孕 28+6 周，SWI 序列冠状位胎儿 MRI 示胸 7、9 椎体中部可见纵行裂隙（箭）。两侧骨质呈三角形改变，椎间隙未见明显狭窄。C. 胸腹卧位片示胸 7、9 椎中部可见纵性透亮影（箭），双侧骨质形态不规则

第二节

半椎体畸形

【临床病史】孕妇，27岁，孕1产0，孕23周。

【产前检查】B超：胎儿胸腰段交界处排列不整齐（图9-2）。

【影像解析】半椎体（hemivertebra）是一种罕见的先天性脊柱异常，表现为只有一侧的椎体发育，导致伴有单一椎体及椎弓根的单侧类楔形椎体形成[12]。半椎体的发生率在5/10 000~1/1 000，并且在多椎体异常及单椎体异常方面，男女比分别为0.31、0.68[12,13]。半椎体的形成原因目前尚不明

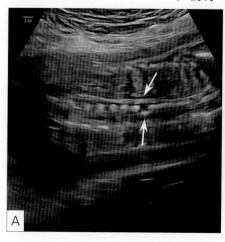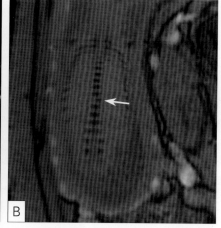

图 9-2　A. 孕 23 周,产前超声检查,胎儿脊椎横切面示部分胸椎形态不规则(箭)。B. 孕 23^{+5} 周,SWI 序列冠状位胎儿 MRI 示胸 8 椎体形态欠规则,左侧部分可见(箭)

确,有一种假设认为其形成是因为脊椎的节段性动脉的异常分配[14,15]。这种异常分配模式并不涉及特殊的环境及基因因素。半椎体可以累及单个或多个椎体,其常常与其他先天异常有关[16-18]。半椎体一般与脊椎或四肢的脊椎畸形相关[16-19]。也有研究发现脊髓纵裂与半椎体有关[20,21]。半椎体多累及胸椎,若半椎体位于胸段,可能合并肋骨缺失[22]。MR 表现为椎体的一半缺如或发育不全,椎体体积较正常体积小,形态不规则,位于一侧(图 9-2)。如发现半椎体畸形,应仔细观察是否合并其他系统异常,尤其是多发半椎体畸形且合并其他畸形时,建议进行染色体检查排除核型异常,为预后的评估提供参考。单一半椎体,预后较好;当一侧半椎体导致脊柱侧弯,进而引起脊髓受压时,预后不良。

【鉴别诊断】半椎体畸形具有特征性的 MR 表现,诊断相对明确。

第三节
脊髓纵裂

【临床病史】孕妇,孕 24 周。

【产前检查】B 超:胎儿腰骶尾部走行僵硬,脊髓圆锥位于腰 3~4 椎体水平,脊髓圆锥下方可见 0.8cm × 0.6cm 强回声(图 9-3)。

【影像解析】脊髓纵裂(diastematomyelia,DM)是较罕见的神经管发育异常的脊髓先天性畸形。经常与诸如半椎体、蝴蝶椎等脊椎畸形相关。Cruvelhier 在 1853 年第一次描述其病理[23]。其发病率约 0.06%[24]。根据硬脊髓膜的形态与脊髓的关系及纵隔的性质将脊髓纵裂主要分为两型:两个半侧脊髓拥有各自独立的硬脊膜管,中间隔膜为骨性或软骨组织者为 I 型;两个半侧脊髓都位于一个共同的硬脊膜内,中间隔膜为纤维性组织者为 II 型[25]。脊髓纵裂多发生在下胸椎及上腰椎[26]。MR 上表现为脊髓一分为二,多数不对称,横轴位上呈圆形或类圆形;

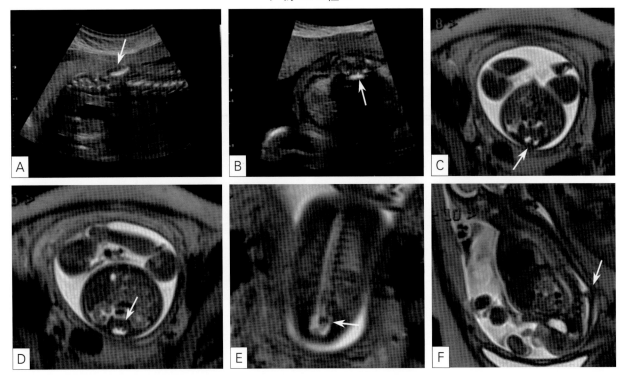

图 9-3　A. 孕 24 周。产前超声示胎儿脊柱矢状切面椎体有一骨性结构（箭）。B. 横切面脊髓分为两半（箭）。C-F. 孕 25⁺³ 周。胎儿 MRI 横轴位、冠状位、矢状位示胎儿骶尾部形态欠规则。C. 横轴位示椎管内可见低信号影，脊髓一分为二（箭）。D-E. 示脊髓局部一分为二（箭）

分裂的脊髓位于同一硬脊膜囊内或分别位于两个硬脊膜囊内，与正常脊髓信号一致；T2WI 显示纤维性或骨性低信号（图 9-3）。单纯性脊髓纵裂手术预后很好，如果合并其他畸形，则需要全面评估。

【鉴别诊断】脊髓纵裂主要与开放性脊柱裂及半椎体相鉴别。开放性脊椎裂 MR 表现病变表面无皮肤及软组织信号覆盖，横轴位上椎弓骨化中心外翻呈"八"字改变，椎管内未见异常信号，而脊髓纵裂其表面皮肤及软组织信号存在，双侧椎弓骨化中心呈内"八"形，椎管内可见低信号分隔。半椎体 MR 表现为一个或多个椎体发育不全，常伴脊椎侧弯，而脊髓纵裂椎体一般没有病变，较少出现脊椎侧弯。

第四节
美人鱼综合征

【临床病史】孕妇，27 岁，孕 3 产 1，孕 25⁺¹ 周。

【产前检查】B 超：胎儿双肾区未见明显肾脏信号影，宫腔内未见明显羊水回声。胎儿脊椎排列不整齐。胎儿双下肢并拢，未见明显运动及分开（图 9-4）。

【影像解析】美人鱼综合征（mermaid syndrome）又称并腿序列综合征（sirenomelia），是一种以不同程度双下肢融合、胸腰椎异常、骶尾部发育不全等为特征的罕见胎儿先天畸形[27]。其发病率 0.8/100 000~1/100 000，男女比约 3∶1[28]。其与糖尿病孕妇关系

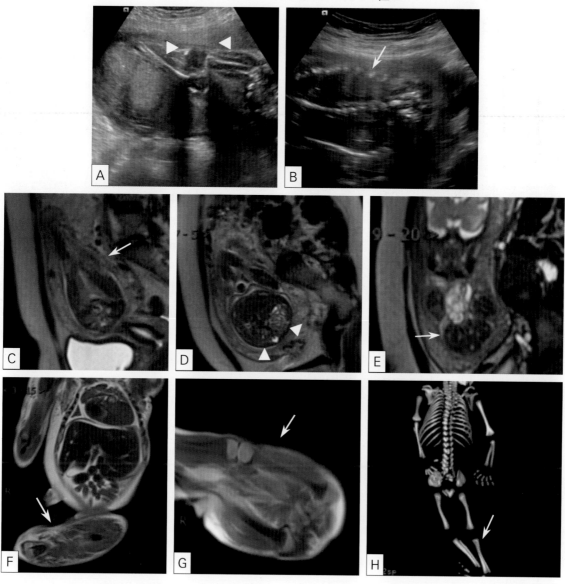

图 9-4　A. 孕 25^{+1} 周。腹部冠状切面示双肾缺如(三角形)。B. 双腿并腿畸形(箭),羊水少。C-E. 产前 MRI 横轴位、冠状位示双腿并拢,双肾缺如(三角形)。F-G. 产后尸检冠状位、横轴位示双腿并拢(箭),软组织分界不清。H. 产后尸检 CT 示双腿并拢(箭),双侧股骨、胫腓骨可见。骶尾部形态欠规则

密切,糖尿病孕妇患有此病的相对风险从 1/500 到多达 22%[29,30]。其发生机制尚不明显,多数学者支持血管"盗血"假设,认为胎儿源于卵黄动脉的迷走血管起自高位的腹主动脉,行使脐动脉的功能,将血液从脐带输送到胎盘,使腹主动脉供应的远端区域组织灌注不足,从而导致脊柱、肾脏、下消化道、泌尿生殖道及生殖器等严重畸形[31-33]。

另一种假设为该畸形与中胚层和 / 或尾胚层原发缺陷有关,由于中间尾结构发育不全或缺陷,造成早期胚下芽融合(腓侧)所致[34]。Stocker 和 Heifetz[35]将人鱼序列综合征分为 7 型:Ⅰ,大腿及下肢骨骼缺失;Ⅱ,单根腓骨;Ⅲ,腓骨缺失;Ⅳ,部分股骨融合,腓骨融合;Ⅴ,部分股骨融合;Ⅵ,单根股骨,单根胫骨;Ⅶ,单根股骨,胫骨缺失。MR

可以显示胎儿下肢骨骼及软组织发育情况；胎儿骶尾部发育情况，包括骨骼、生殖器、直肠肛门等；胎儿泌尿系特别是双肾发育情况；注意其他系统畸形，如脊柱、肾上腺、神经系统等。

【鉴别诊断】 美人鱼综合征主要与尾部退化综合征相鉴别。尾部退化综合征的畸形较轻、羊水量正常。由于双肾发育不良，并腿畸形综合征患儿常有Potter面容。

（湖北省妇幼保健院　潘圣宝　兰为顺）

参 考 文 献

[1] Stanley JK, Owen R, Koff S. Congenital sacral anomalies [J]. J Bone Joint Surg Br, 1979; 61B: 401-409.

[2] Fisher F, Vandemark RE. Sagittal cleft (butterfly) vertebra [J]. J Bone Joint Surg Am, 1945; 27: 695-698.

[3] Cho HL, Kim JS, Paeng SS, et al. Butterfly vertebra with lumbar intervertebral disc herniation [J]. J Neurosurg Spine, 2011; 15: 567-570.

[4] Alagille D, Estrada A, Hadchouel M, et al. Syndromic paucity of interlobular bile ducts (Alagille syndrome or arteriohepatic dysplasia): review of 80 cases [J]. J Pediatr, 1987; 110: 195-200.

[5] Anderson PJ, Hall CM, Evans RD, et al. Cervical spine in Pfeiffer syndrome [J]. J Craniofacial Surg, 1996; 7: 275-279.

[6] Anderson PJ, Hall C, Evans RD, et al. The cervical spine in Crouzon syn-drome [J]. Spine, 1997; 22: 402-405.

[7] Lawson ME, Share J, Benacerraf B, et al. Jarcho-Levin syndrome: prenatal diagnosis, perinatal care, and follow-up of siblings [J]. J Perinatol, 1997; 17: 407-409.

[8] Garcia-Cruz D, Rivera H, BarajasL O, et al. Monosomy

[9] Ming JE, McDonalds-McGinn DM, Megerian TE, et al. Skeletal anomalies and deformities in patients with deletions of 22q11 [J]. American Journal of Medical Genetics, 1997; 72: 210-215.

20p due to adenovo del (20) (p122) clinical and radiological delineation of the syndrome [J]. Ann Genet, 1985; 28: 231-234.

[10] Silengo MC, Bell GL, Biagioli M, et al. Partial deletion of short arm of chromosome 20: 46XX, del (20) (p11)/46, XX mosaicism [J]. Clin Genet, 1988; 33: 108-110.

[11] Cui G, Watanable K, Ishii K, et al. Interpedicular graft using a titanium mesh cage in a patient with lumbar scoliosis associated with congenital butterfly vertebra [J]. J Neurosurg Spine, 2011; 14: 215-218.

[12] Weisz B, Achiron R, Schindler A, et al. Prenatal sonographic diagnosis of hemivertebra [J]. Journal of Ultrasound in Medicine, 2004; 23: 853-857.

[13] Wynne-Davies R. Congenital vertebral anomalies: a etiology and relationship to spina bifida cystica [J]. J Med Genet, 1975; 12: 280-288.

[14] Tanaka T, Uhthoff HK. The pathogenesis of congenital vertebral mal-formations: a study based on observations made in 11 human embryos and fetuses [J]. Acta Orthop Scand, 1981; 52: 413-425.

[15] Forrester MB, Merz RD. Descriptive epidemiology of hemivertebrae, Hawaii, 1986-2002 [J]. Congenit Anom, 2006; 46 (4): 172-176.

[16] McMaster MJ, David CV. Hemivertebra as a cause of scoliosis [J]. J Bone Joint Surg, 1986; 68: 588-595.

[17] Connor JM, Conner AN, Connor RAC, et al. Genetic aspects of early childhood scoliosis [J]. American Journal of Medical Genetics, 1987; 27: 419-424.

[18] David CV. Hemivertebra as a cause of scoliosis [J]. J Bone Joint Surg, 1986; 68: 588-595.

[19] Goldstein I, Makhoul IR, Weissmaan A, et al. Hemivertebra: Prenatal diagnosis, incidence and characteristics [J]. Fetal Diagnosis and Therapy,

2005;20:121-126.

[20] Leug YL,Buxton N. Combined diastematomyelia and hemivertebra:a review of the management at a single centre [J]. J Bone Joint Surg,2005;87B: 1380-1384.

[21] Dabra A,Gupta R,Sidhu R,et al. Sonographic diagnosis of diastematomyelia in utero:a case report and literature review [J]. Austral Radiol,2001; 45:222-224.

[22] ChenM,ChanB,Lain TP,et al. Sonographic features of hemivertebra at 13weeks' gestation[J]. Journal of Obstetrics and Gynaecology Research, 2007;33(1):74-77.

[23] Caspi B,Gorbacz S,Appelman Z,et al. Antenatal diagnosis of diastematomyelia [J]. Journal of Clinical Ultrasound,1990;18:721-725.

[24] Anderson NG,Jordan S,MacFarlane MR, et al. Diastematomyelia:diagnosis by prenatal sonography[J]. American Journal of Roentgenology, 1994;163:911-914.

[25] Allen LM,Silverman RK. Prenatal ultrasound evaluation of fetal diastematomyelia:two cases of type I split cord malformation [J]. Ultrasound in Obstetrics & Gynecology,2000;15:78-82.

[26] Suma V,Marini A,Panagopoulos P,et al. Diastematomyelia. www.thefetus.net. 1994-06-07-23.

[27] Valenzano M,Paolei R,Rossi A,et al. Sirenomelia: pathological features,antenatal ultrasonographic clues,and a review of current embryogenic theories [J]. Hum Reprod Update,1999;5:82-86.

[28] Reddy KR,Srinivas S,Kumar S,et al. Sirenomelia a rare presentation [J]. J Neonatal Surg,2012;1:7.

[29] Aslan H,Yanik H,Celikaslan N,et al. Prenatal diagnosis of Caudal regression syndrome:a case report [J]. BMC Pregnancy & Childbirth,2001; 1:8.

[30] González-Quintero VH,Tolaymat L,Martin D, et al. Sonographic diagnosis of caudal regression in the first trimester of pregnancy [J]. Journal of Ultrasound in Medicine,2002;21:1175-1178.

[31] Twickler D,Budorick N,Pretorius D,et al. Caudal regresion versus sirenomelia:sonographic clues [J]. Journal of Ultrasound in Medicine,1993,12 (6):323-330.

[32] Benaceraf BR. Ultrasound of fetal syndromes[M]. Philadelphia,Pa:Churchil Livingstone,1998: 250-254.

[33] Calen PW. Ultrasonography in obstetrics and gynecology. 4th ed. Philadelphia,Pa:Saunders, 2000:364-367.

[34] Duesterhoe SM,Ernst LM,Siebert JR,et al. Five cases of caudal regression with an aberrant abdominal umbilical artery:further support for a caudal regression-sirenomelia spectrum [J]. American Journal of Medical Genetics Part A, 2007;143A:3175-3184.

[35] Stocker JT,Heifetz SA. Sirenomelia:a morphological study of 33 cases and review of the literature [J]. Perspect Pediatr Pathol,1987;10:7-50.

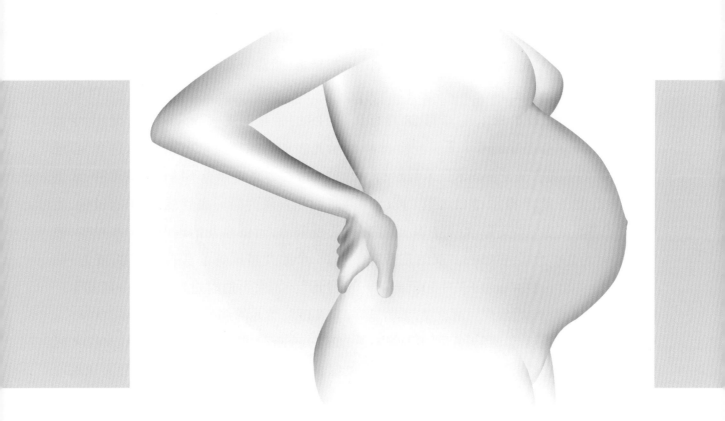

第十章

多胎疾病

第一节
双胎输血综合征

【临床病史】孕妇,30 岁,患者平时月经持续 7 天,周期 30 天,无痛经史。LMP:2018 年 3 月 2 日,3 月 21 日行 IVF-ET 术,放置一胚胎,后分裂,核实 EDC:12 月 9 日。早期超声提示 MCDA,孕妇定期产检,孕早期有阴道流血,治疗后治愈,有安胎(黄体酮),有早孕反应,自行好转,无创产前基因筛查低风险,地中海贫血筛查结果正常。2018 年 7 月 24 日常规超声检查提示双胎之一羊水暗区 8.4cm(羊水过多),另一胎儿 0.9cm(羊水过少),双胎膀胱均可见,胎儿各径线相差一周左右,血流正常,考虑 TTTS 1 期。要求行胎儿镜治疗入院,7 月 28 日行"超声介导下羊膜腔穿刺术 + 羊膜腔检查 + 胎儿镜下胎盘血管激光凝固术",术程顺利。7 月 30 日复查超声提示:MCDA 宫内双活胎,双胎脐血流指标均正常,胎儿 1 羊水暗区 5.6cm,胎儿 2 羊水暗区 4.5cm。双胎儿膀胱均显示。宫颈管长度 37mm。于 7 月 30 日出院。次日(7 月 31 日)23 时出现阴道流液,无明显腹痛,无阴道流血,胎动如常。急诊阴道检查:宫颈管未消失,宫口未开,胎膜已破,羊水清,拟"难免性流产、双胎妊娠"收入院。患者自起病以来,精神可,胃纳可,大便如常,小便如常,睡眠尚可,饮食未见异常,体重增加。产前行超声检查及胎儿 MRI 平扫(图 10-1)。

【影像解析】双胎妊娠属于高危妊娠,随着近年来辅助生殖技术不断发展及应用,发生率也不断升高。双胎输血综合征(twin-to-twin transfusion syndrome,TTTS)是单绒毛膜双羊膜囊(monochorionic diamniotic,MCDA)双胎的严重并发症之一,虽然罕见,但却是目前临床治疗方法研究最深入的复杂性双胎妊娠[1,2]。1875 年德国产科医生 Friedrich Schatz 基于他对单绒毛膜胎盘的长期研究认识首次提出了 TTTS 这个概念。他发现双胞胎之间存在着一种特殊的联系方式,并将此定义"第三循环"。他所发现胎盘内血管连接存在的多种方式,现在被认为是 TTTS 发展的解剖学先决条件[3]。MCDA 中,连接两个胎儿之间的胎盘上存在 3 种血管吻合支,包括动脉间、静脉间及动静脉间吻合。10%~15% 的 MCDA 胎盘血管交通支分布异常、胎盘分布异常等,可出现其中一胎持续向另一胎输送血液,进而发生 TTTS[4]。TTTS 的胎儿表现可分为两种情况:①受血胎儿表现为循环血量增加、羊水过多、心脏扩大或心力衰竭伴有不同程度的水肿;②供血胎儿表现为循环血量减少、羊水过少、生长受限等,当供血儿出现严重羊水过少,被另一个胎儿挤压到子宫的一侧时,成为"贴附儿"。如果不适时进行干预,一旦发生严重 TTTS,胎儿的病死率高达 80%~100%[5]。TTTS 诊断标准包括以下两点:①MCDA 妊娠;②一侧胎儿羊水过少,羊水最大池深度(maximum vertical pocket,MVP)<2cm,一侧胎儿羊水过多(MVP>8cm)。Quintero 分期是 TTTS 目前应用最广的分期系统,根据疾病的严重程度将 TTTS 分为 5 期(表 10-1)[6]。

胎儿镜下胎盘交通血管激光凝固术(fetoscopic laser occlusion of chorioangiopagous vessels,FLOC)已经发展为目前治疗 TTTS 应用最广泛的技术。目前公认的 TTTS 宫

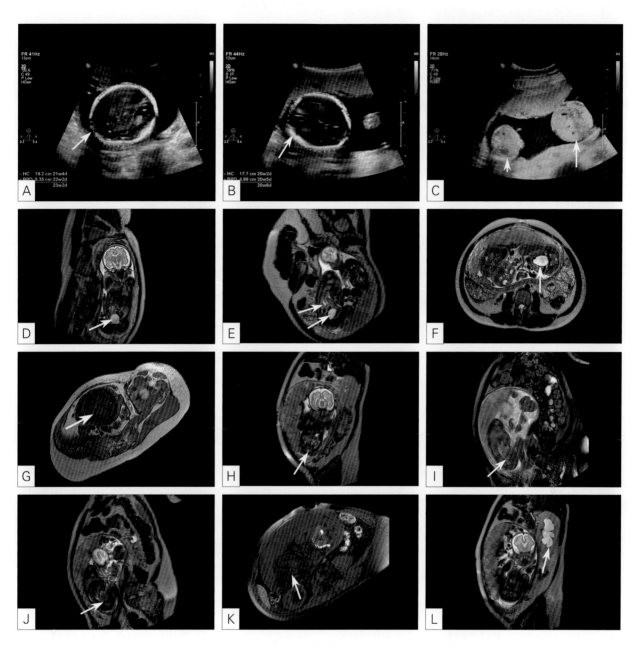

图 10-1 TTTS 治疗前超声检查及治疗后 2 个月 MR 复查

A-C. 孕 23 周超声检查,TTTS 治疗前。A. 显示左侧胎儿头围超声估算约 23 周(箭示测量头围的光圈)。B. 显示右侧胎儿头围超声估算约 20 周(箭示测量头围的光圈)。C. 显示左侧胎儿羊水较右侧胎儿多,左侧胎儿(长箭)腹围较右侧胎儿大(短箭)。D-G. 孕 30 周行 MR 检查,TTTS 治疗后 2 个月:产前 MRI HASTE 冠状面(D)、矢状面(E)及横轴面(F)示左侧胎儿双侧肾盂稍扩张(箭),膀胱体积明显增大(箭),符合 TTTS 受血儿 MR 表现。G. 产前 MRI T1WI 横断面示右侧胎儿头颅无出血及脑室扩张征象(箭)。H-L. 孕 30 周行 MR 检查,TTTS 治疗后 2 个月:产前 MRI HASTE 冠状面(H)、矢状面(I)及横轴面(J)示右侧胎儿膀胱未见明确充盈(箭),考虑 TTTS 供血儿 II 期表现。K. 产前 MRI T1WI 横断面示右侧胎儿头颅无出血及脑室扩张征象(箭)。L. 示母体肾积水(箭)

表 10-1　Quintero 分期系统

分期	超声表现
I	羊水过少和羊水过多序列征;供血儿和受血儿的膀胱均可见;双胞胎多普勒正常
II	羊水过少和羊水过多序列征;供血儿膀胱不可见;双胞胎多普勒正常
III	羊水过少和羊水过多的序列征;供血儿膀胱不可见;双胎多普勒异常;脐动脉舒张末期血流消失/倒置,静脉导管 a 波反向,或存在脐静脉搏动
IV	一胎或双胎水肿
V	一胎或双胎死亡

内激光治疗的手术指征为:①Quintero 分期 II~IV 期;②Quintero 分期 I 期,腹胀症状进行性加重或羊水异常有加重趋势者,需要严密观察,综合分析,酌情处理。

【鉴别诊断】 主要与选择性胎儿生长受限(selective intrauterine growth restriction, SIUGR)相鉴别。大约 10% 的单绒毛膜双胎(或共用胎盘的同卵双胞胎)会遇到 SIUGR 问题,主要原因是胎盘分布不均匀,导致双胞胎没有从胎盘中分别获取足够的营养,最终导致双胞胎生长发育不良,或其中一胎选择性生长受限。SIUGR 的超声诊断标准如下:①单胎盘;②双胞胎中一胎儿估算体重(EFW)<10% 指定的孕龄标准值;③生长受限的双胞胎的脐动脉血流持续消失或逆流。

对于疑似 TTTS 的病例,还应进行下述两项检查来完善鉴别诊断:①胎儿脑影像学检查(超声或 MR),观察是否存在脑室扩张、脑室周围异常回声/信号、蛛网膜下腔增大、孔洞脑等脑损伤征象;②胎儿心功能评估,观察是否存在心脏增大、房室瓣反流、心包积液和胎儿水肿等心力衰竭征象[7,8]。

第二节
联体双胎

【临床病史】 病历摘要:孕 24⁺ 周,外院超声结构筛查发现双胎并联体,建议进一步影像学评估。产前行胎儿 MRI 检查(图 10-2)。

【影像解析】 联体双胎(conjoined twins, CT)是单绒毛膜单羊膜囊双胎中的特殊类型,是受精卵分裂延迟且分离不完全导致的一种罕见的先天畸形。若受精分裂发生在胚盘形成之后,即受精后的 13 天以后,这时胚盘进一步发育,胚盘不完全分裂,会发展为部分相连的两个胎儿,两者之间不仅没有隔膜,还可导致不同程度、不同形式的非常罕见联体双胎。联体双胎的发病率在活产婴儿的范围约为 1∶100 000~1∶50 000,其中 40%~60% 为死产,约 35% 的活产婴儿存活不超过 24h[9]。联体双胎可分为对称性和非对称性两大类:对称性联体双胎为两个发育接近正常的胎儿如胸、腹、头及臀部等不同程度相连;不对称性联体双胎主要是指一个发育接近正常的胎儿与另一个发育不完全的胚胎样组织相连,又称为体外寄生胎。本节主要讨论的联体双胎是对称性联体双胎,体外寄生胎请参阅本章第三节寄生胎。根据双胎融合部位的不同可分为头部联体、胸部联体、腹部联体、胸腹部联体、盆部联体等多种类型。影像学检查在联体双胎的产前评估和产后管理中起着至关重要的作用,产前筛查的主要手段是超声检查,随着胎儿 MRI 检查技术快速发展及临床应用,产前 MRI 检查已成为影像学评估重要的补充手段[10]。影像学评估是产科咨询和

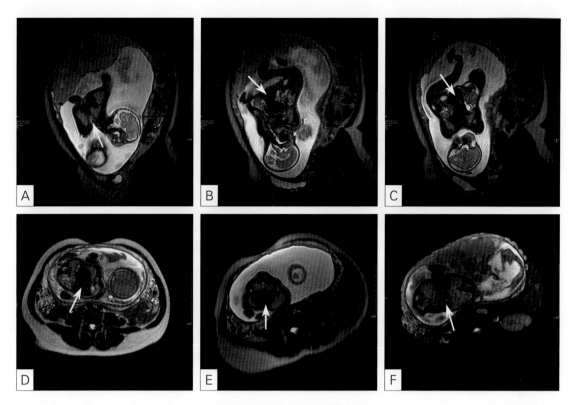

图 10-2　孕 24 周，联体双胎

A-F. 双胎胸腔至腹腔相邻（箭），相邻处皮肤缺损（箭），心脏、肝脏局部相连（箭）。双胎均见四肢，双胎脑组织发育良好，大脑、小脑、延髓均显示，脑室系统未见扩张

管理的最佳工具，它可对共用的重要器官进行早期产前诊断和评估。有文献报道[11]14例产前超声发现的联体双胎，最常见是胸腹部联合，发生率为 36%（5 例）。产前超声检查显示 9 例（64%）病例共有心脏，这表明产后胎儿存活机会可忽略。早期产前诊断和联合程度的影像评估还为夫妇终止妊娠的分娩方式提供了可靠的依据，在这 14 个产前诊断的病例中，最终有 9 名患者选择在24 周之前终止妊娠并经阴道分娩。

超声检查是联体双胎畸形筛查首选的影像诊断方法。超声的优势是能直接显示羊膜腔内胎儿数目、绒毛膜性、羊膜性及联体双胎融合部位，胎儿彩色多普勒超声可很好地显示胎儿心血管发育及融合情况，对判断预后及产前咨询有非常重要的意义。产前 MRI 检查的优势在于不受孕妇腹壁脂肪、羊水过多或过少等因素的影响，可进一步明确胸腹部内脏实质性器官（如心脏、肝脏）联合程度[12]。

第三节
寄生胎

【临床病史】孕妇，32 岁，妊娠 24[+] 周。孕 2 产 0 流产 1，患者平素月经规律，LMP：2018 年 03 月 01 日，孕妇自诉早期 B 超提示为单绒毛膜双羊膜囊双胎，本次怀孕为自然受孕。外院超声曾诊断其中一胎儿颈部淋巴管瘤，其中一胎儿怀疑肺动脉狭窄，外院超声随访颈部肿物持续增大，遂转诊至我院要求咨询（图 10-3）。

产前行胎儿 B 超检查、胎儿 MRI 检查、产后新生儿行 CT 平扫检查

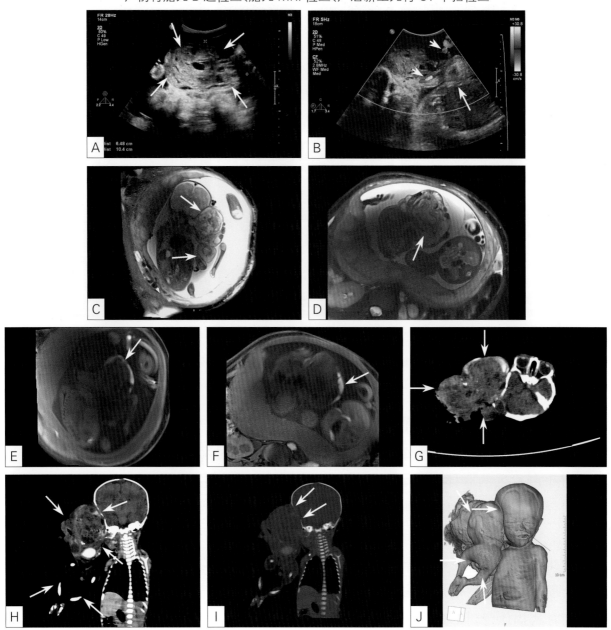

图 10-3　胎儿右侧颈部肿块巨大囊实性肿块

A. 孕 30 周超声检查，横断面超声图显示胎儿右侧头颈部巨大囊实性肿影（箭），实性成分较多，主体突出于颈部轮廓外，边界尚清，其内回声混杂。B. 孕 30 周超声检查，超声 CDFI 图显示肿物内见条状血流信号（短箭）。胎儿右侧颅骨连续性中断，颅骨光环变形（长箭）。C-D. 产前孕 32 周 MRI HASTE 冠状面（C）及横轴面（D）胎儿头颈部占位病变与正常胎儿紧密连接（箭），短小双下肢结构与头颈部肿块相连（箭）。E-F. 产前孕 32 周 MRI T1WI 冠状面（E）及横断面（F）图像显示占位病变内管状 T1WI 高信号影，疑胎儿肠管结构（箭）。G-J. 产后 CT 平扫（G、H、I）及重建图（J）显示新生儿右侧颅面、颈部寄生胎（箭）：颅骨部分骨质缺损（箭）。寄生物腹部周边见稍扩张肠管影，肠管内充填高密度影（箭），双下肢发育不良（箭）

【影像解析】寄生胎(fetus-in-fetus，FIF)，是指双胎或多胎之中的一个畸形胎儿寄生在另一个发育大致正常胎儿体内或体外的一种疾病。寄生胎是一种罕见病，由德国解剖学家 Meckel 于 1800 年首次描述，到目前为止报道的病例不超过 200 例[13]。由于存在结缔组织包裹，寄生胎发育一般不完全，当它包入正常胎儿的体内时称之内寄生胎，当它附着于正常胎儿体表某处时称为外寄生胎。

一般认为寄生胎发生在真孪生胚胎中，是由胚胎期的内细胞团分裂为两团或多个细胞，形成两个或多个发育中心。若两个或多个内细胞团的大小相同，持续发育正常，就会发育成双胎或多胎;若发育不均衡，较小的内细胞团就可能被卷入较大的内细胞团所发育的胎儿体内，则可能形成寄生胎[14]。

关于畸胎瘤与寄生胎是否存在关联一直存在争论。寄生胎的特征为包含脊柱椎体等的成熟类器官结构组成的肿块，最常见于胎儿腹膜后腔。然而，部分文献报道，成熟和未成熟的畸胎瘤均可与寄生胎同时发生，这提示畸胎瘤具有一系列分化的可能性，而寄生胎则代表了其中分化极其良好的成熟畸胎瘤的范围[15,16]。

随着产前超声检查的发展，在妊娠 21 周左右的超声结构筛查中就能初步诊断寄生胎。产前磁共振成像检查是明确诊断的重要补充手段。生后 CT 检查能明确 FIF 的最终诊断[15,17]，也是制订生后手术方案和评估术后疗效的理想手段。

【鉴别诊断】主要与畸胎瘤相鉴别。畸胎瘤是生殖细胞肿瘤的一种。性腺外的生殖细胞肿瘤好发于中线区，如骶尾部周边、纵隔及颈部。胎儿期最常见生殖细胞肿瘤是畸胎瘤，畸胎瘤最好发于骶尾部。畸胎瘤的定义为由多种不同组织类型组成的肿瘤，包括三个胚层组织结构[18]。胎儿畸胎瘤被认为是起源于胚胎的真性肿瘤，可以是良性或恶性。良性的或称成熟畸胎瘤是指瘤内不同的组织成分分化或发育良好;恶性的或称未成熟畸胎瘤是指瘤内组织成分包括胚胎成分，如未成熟的神经上皮成分和未成熟的间充质成分，通常与成熟的组织结构相混合[19]。

（广州市妇女儿童医疗中心

刘鸿圣 黄莉）

参 考 文 献

[1] Royal College of Obstetricians and Gynaecologists. Management of monochorionic twin pregnancy: green-top guideline no. 51. Royal College of Obstetricians and Gynaecologists, 2017;124(1): e1-e45.

[2] 尹少尉,刘彩霞. 双胎输血综合征激光治疗的围术期管理[J]. 中华产科急救电子杂志,2019;1: 58-61.

[3] Schatz F. Klinische beiträge zur physiologie des fetus [M]. Berlin:Hirschwald, 1900;238-253.

[4] Sebire NJ,Snijders RJ,Hughes K,et al. The hidden mortality of monochorionic twin pregnancies [J]. Br J Obstet Gynaecol, 1997;4(10):1203-1207.

[5] Robyr R,Lewi L,Salomon LJ,et al. Prevalence and management of late fetal complications following successful selective laser coagulation of chorionic plate anastomoses in twin-to-twin transfusion syndrome [J]. American Journal of Obstetrics and Gynecology,2006;194(3):796-803.

[6] SMFM. Twin-twin transfusion syndrome [J]. American Journal of Obstetrics and Gynecology, 2013;208(1):3-18.

[7] Robinson A, Teoh M, Edwards A, et al. Fetal brain injury in complicated monochorionic pregnancies: diagnostic yield of prenatal MRI following surveillance ultrasound and influence on prognostic counselling [J]. Prenatal Diagnosis, 2017;37(6):611-627.

[8] Inklaar MJ, van Klink JM, Stolk TT, et al. Cerebral injury in monochorionic twins with selective intrauterine growth restriction: a systematic review [J]. Prenatal Diagnosis, 2014;34(3):205-213.

[9] Mathew RP, Francis S, Basti RS, et al. Conjoined twins-role of imaging and recent advances [J]. J Ultrason, 2017;17(71):259-266. doi:10. 15557/JoU. 2017. 0038.

[10] Wen X, Parajuly SS, Lu Q, et al. Thoraco-omphalopagus conjoined twins: impact of ultrasound assessment on successful surgical separation [J]. Clinical Imaging, 2013;37:138-142.

[11] Barth RA, Filly RA, Goldberg JD, et al. Conjoined twins: prenatal diagnosis and assessment of associated malformations [J]. Radiology, 1990;177:201-207.

[12] Chelliah KK, Faizah MZ, Dayang AA, et al. Multimodality imaging in the assessment of thoraco-omphalopagus conjoined twin: lessons to learn [J]. Case Rep Radiol, 2012;2012:564036.

[13] Traisrisilp K, Srisupundit K, Suwansirikul S, et al. (2018) Intracranial fetus-in-fetus with numerous fully developed organs [J]. Journal of Clinical Ultrasound, 46:487-493.

[14] Mohan H, Chhabra S, Handa U. Fetus-in-fetus: a rare entity [J]. Fetal Diagnosis and Therapy, 2007;22(3):195-197. DOI:10. 1159/000098716.

[15] Sitharama SA, Jindal B, Vuriti MK, et al. (2017) Fetus-in-fetus: case report and brief review of literature on embryologic origin, clinical presentation, imaging and differential diagnosis [J]. Pol J Radiol, 82:46-49. https://doi. org/10. 12659/PJR. 899956.

[16] Pourang H, Sarmadi S, Mireskandari SM, et al. Twin fetus-in-fetus with immature teratoma: a case report and review of the literature [J]. Arch Iran Med, 2009;12:507-510.

[17] Has R, Kalelioglu IH, Esmer AC, et al. (2013) Prenatal sonographic diagnosis of fetus-in-fetus [J]. Journal of Ultrasound in Medicine, 2013;32(12):2212-2214.

[18] Isaacs H. Tumors of the fetus and newborn. In: Major Problems in Pathology, Vol. 35 [M]. Philadelphia: WB Saunders Company, 1997:69-72.

[19] Sebire NJ, Malone M, Ashworth M, et al. Diagnostic Pediatric Surgical Pathology. Philadelphia: Elsevier, 2010:357-389.

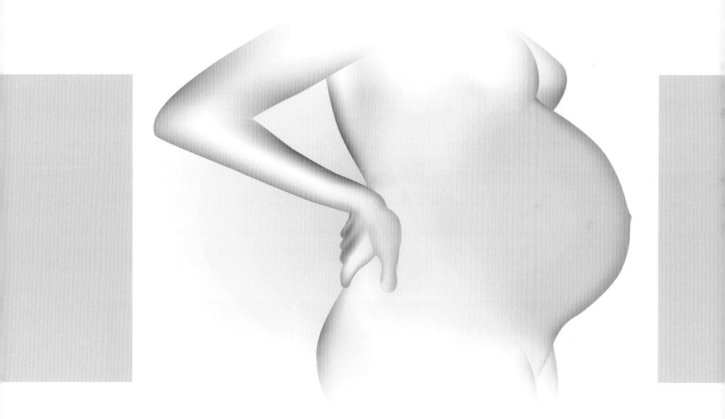

第十一章

胎盘及宫腔病变

第一节
前置胎盘

【临床病史】孕妇,30岁,孕3产1,妊娠37周。孕中期胎儿结构筛查提示胎盘主体部完全覆盖宫颈内口。产前行阴道超声检查及胎盘MRI平扫(图11-1)。

【影像解析】妊娠28周后,胎盘仍附着在子宫下段,其下缘达到或覆盖宫颈内口,位置低于胎先露部,称为前置胎盘(placenta previa)。根据胎盘移行理论,一般认为胎盘组织在妊娠28周前可随着子宫壁的变化而改变其位置,故临床上诊断前置胎盘以妊娠28周后为宜,中孕期无任何临床症状的前置胎盘多数学者提出称为胎盘前置状态较为合适。前置胎盘的发病率为0.3%~0.5%,其病因目前尚不明确,研究认为,与多次流产及刮宫、高龄初产妇(>35岁)、产褥感染、剖宫产、多次分娩、子宫手术、多胎妊娠、吸烟、辅助生殖技术受孕及子宫形态异常等因素密切相关[1]。前置胎盘典型的临床表现

为妊娠晚期发生无诱因无痛性阴道出血,这是由于妊娠晚期或临产后宫颈口扩张,附着于子宫下段或宫颈内口的胎盘组织自其附着处剥离使血窦破裂而出血。

正常胎盘组织位于子宫前壁或后壁,距离宫颈内口大于2cm。前置胎盘主要通过腹部超声、阴道超声、MRI等检查方法诊断,目前超声仍为诊断前置胎盘首选检查方法。对于超声不能做出明确诊断的,应结合MRI检查。根据胎盘组织与宫颈内口的关系,将前置胎盘分为4型:①胎盘低置:胎盘附着于子宫下段,边缘距宫颈内口的距离<20mm(国际上尚未统一,多数定义为距离<20mm);②边缘性前置胎盘:胎盘边缘附着于子宫下段甚至达宫颈内口但未超越宫颈内口;③部分性前置胎盘:宫颈内口的一部分被胎盘组织所覆盖;④完全性前置胎盘:宫颈内口完全被胎盘组织所覆盖[2]。

凶险性前置胎盘是指继发于剖宫产后覆盖子宫手术瘢痕并伴有植入的前置胎盘,是导致产后出血的重要原因。其早期正确

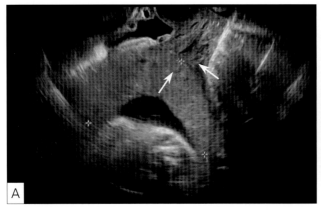
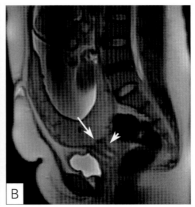

图11-1 前置胎盘

A.超声示胎盘主体部分完全覆盖宫颈内口(左箭示胎盘,右箭示宫颈内口)。B.磁共振矢状位示胎盘呈盘状,位于宫体前壁和后壁,胎盘主体部分完全覆盖宫颈内口(短箭示宫颈,长箭示胎盘)

诊断对控制孕产妇出血、降低患者死亡率有重要意义。

第二节
前置血管

【临床病史】孕妇,33岁,孕1产1,妊娠34周。孕24周阴道超声检查发现脐带插入点位于胎盘下部边缘,并可见一分支动脉向下走行于胎膜下,位于胎先露下方,距离宫颈内口34mm。孕34周行胎盘MRI平扫(图11-2)。

【影像解析】前置血管(vasa previa)是指胎儿血管穿越胎膜,无脐带或胎盘组织保护,位于胎先露下方,达子宫下段或跨越宫颈内口。发病率约为1/2 500。体外受精-胚胎移植术后、前置胎盘、帆状胎盘、多叶胎盘、副胎盘、多胎妊娠是前置血管常见的危险因素[3]。目前,前置血管的发生机制尚不明确。有研究认为,开始时脐带附着正常,随着妊娠的发展,叶状绒毛为寻找血供较好的蜕膜部位,以摄取更多的营养单向生长伸展,脐带掉队,其附着处的绒毛因营养不良而萎缩,变为平滑绒毛膜。前置血管未破裂时,一般无明显症状。但在部分病例中,前置血管受胎先露部压迫可发生胎儿窘迫,甚至胎死宫内。前置血管破裂可导致无痛性阴道流血,常与前置胎盘、胎盘早剥或见红时的阴道出血相混淆。超声是诊断前置血管的主要手段,应用经阴道超声多普勒检查发现脐带插入点的位置较低有助于诊断。

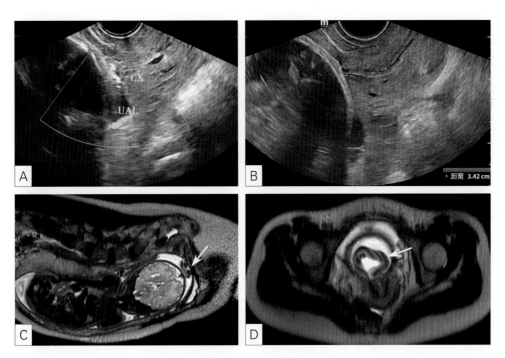

图 11-2 前置血管

A. 超声示一脐动脉分支向下走行于胎膜下,位于胎先露下方,内见血流信号。CX,宫颈;UAL,脐动脉分支。B. 该脐动脉分支距离宫颈内口34mm。C. 磁共振矢状位示胎盘主体位于子宫后壁,胎儿头先露部与宫颈内口之间可见流空血管影(箭)。D. 横轴位宫颈内口上方亦可见迂曲流空血管影(箭)

超声诊断困难时,可借助产前 MRI 进行有效评估。根据脐带与胎盘的关系,前置血管主要分为 2 型:①脐带帆状附着型:脐带根部的血管远离胎盘边缘,进入胎膜内,并在胎膜内延伸,跨过宫颈内口进入胎盘组织,约占 89.5%;②副胎盘/双叶胎盘型:连接 2 叶胎盘的脐血管位于胎膜内,通过子宫下段或跨过宫颈内口[4]。前置血管在超声上表现为宫颈内口上方的条管状血管回声,走行平直,缺乏脐带螺旋,壁薄,位置不随母体体位变化而改变,频谱多普勒检查可见典型的胎儿脐动脉频谱。前置血管的 MRI 表现:跨过宫颈内口的脐带血管在黑血序列上表现为黑色流空信号影,在亮血序列上表现为高信号,常常伴有前置胎盘、脐带插入点异常、副胎盘或双叶胎盘[5]。前置血管受胎先露压迫时,可导致脐血液循环受阻,胎儿窘迫或死亡。前置血管发生破裂,胎儿急速失血可致胎儿窘迫,胎儿死亡率极高。及时剖宫产终止妊娠是前置血管的有效治疗方法。

第三节
胎盘植入

【临床病史】孕妇,33 岁,孕 5 产 1,妊娠 32 周,阴道流血 2h,腹痛 1h 余入院。孕期多次超声提示中央型前置胎盘。

【产前检查】B 超:胎盘主体大部位于子宫前下壁,完全覆盖宫颈内口,局部胎盘内见丰富低回声区,子宫下段的胎盘后方未见明确肌层信号,CDFI:该处可见丰富的血流信号,部分突向膀胱。产前行胎盘 MRI 平扫,胎儿娩出后行子宫次全切除术,送病理检查(图 11-3)。

【影像解析】胎盘绒毛不同程度侵入子宫肌层称为胎盘植入(placental invasion),严重者穿透浆膜侵入周围脏器,膀胱最易受累。可发生于子宫体部、子宫角等胎盘着床部位,但多发生于子宫前下壁,也可见于后壁。常与子宫内膜创伤、子宫内膜发育不良等不良因素有关。剖宫产史及前置胎盘是胎盘植入的两个重要危险因素。其他高危因素包括高龄妊娠(>35 岁)、既往子宫穿孔史、胎盘植入史、多次流产史及辅助生殖技术等。胎盘植入的发生过程十分复杂,其具体的发生机制目前尚不明确。目前认为,胎盘植入的发生与蜕膜缺失、滋养细胞侵袭力增强、子宫螺旋动脉重铸异常有关[6]。超声是胎盘植入诊断的首选影像学检查方法,MRI 可更清楚的显示胎盘侵入肌层的深度、局部吻合血管的分布及宫旁侵犯情况,可补充辅助胎盘植入的诊断。目前 MRI 在胎盘植入的诊断多用于评估子宫后壁胎盘植入情况、胎盘侵入子宫肌层的深度及宫旁组织和膀胱受累程度。但钆造影剂可跨过胎盘屏障进入胎儿血液循环,除必要时应避免在妊娠期行 MRI 增强检查。根据胎盘组织植入子宫肌层的深度,以及是否侵入子宫毗邻器官,在病理学上将胎盘植入分为 3 级:以胎盘绒毛单纯粘连在子宫肌层诊断为胎盘粘连;以胎盘绒毛侵入子宫肌层诊断为胎盘植入;以胎盘绒毛侵入子宫肌层并穿透子宫全层诊断为穿透性胎盘植入。①胎盘粘连:2018 年国际妇产科联盟(International Federation of Gynecology and Obstetrics,

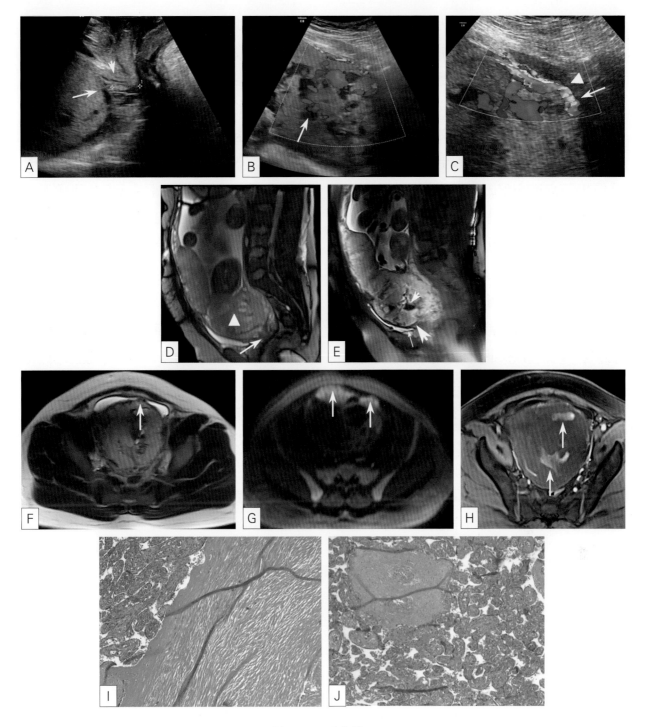

图 11-3 胎盘植入

A-C. 胎盘超声检查。A. 胎盘主体部分完全覆盖宫颈内口（短箭示宫颈内口，长箭示胎盘组织）。B. 局部胎盘内可见丰富低回声区（箭）。C. 子宫下段近膀胱处局部胎盘组织后方未见明确子宫肌层信号，部分胎盘组织突向膀胱（三角形示膀胱，箭示胎盘组织）。CDFI：内可见丰富血流信号。D-H. 胎盘磁共振检查。D. 胎盘组织主体位于子宫前下壁，完全覆盖宫颈内口，局部胎盘组织明显膨大（箭示宫颈，三角形示膨大的胎盘组织）。E-F. 前下壁局部胎盘组织向膀胱方向突出，与子宫肌层分界不清，膀胱壁尚完整。胎盘组织信号不均，内见大量不规则形 T2WI 低信号影（E：短箭示 T2WI 低信号，短粗箭示子宫肌层，长细箭示膀胱肌层。F. 箭示向膀胱突出的胎盘组织）。G. DWI 上亦可见局部高信号胎盘组织向外突出（箭）。H. 胎盘组织内不规则 T2WI 低信号影在 T1WI 上呈高信号（箭）。I-J. 胎盘病理检查，胎盘植入至深肌层，近浆膜面，未见穿透

FIGO）提出的指南中定义为胎盘绒毛异常黏附于子宫肌层，2015 年中华医学会提出的指南中定义为绒毛组织侵犯子宫浅肌层；②胎盘植入：FIGO 指南定义为胎盘绒毛侵犯子宫肌层，国内指南定义为胎盘绒毛侵犯子宫深肌层；③穿透性胎盘植入：胎盘绒毛侵犯子宫壁全层，包括子宫浆膜层，有时侵犯邻近盆腔器官，国内指南定义为胎盘绒毛穿透子宫壁达子宫浆膜层，甚至侵入子宫毗邻器官[7,8]。2016 年，欧洲工作组对胎盘植入的超声特征进行了标准化描述，胎盘植入的超声表现为：胎盘后间隙消失（胎盘床下子宫肌层缺失或不规则），异常胎盘陷窝（胎盘内可见大的或形状不规则腔隙，内可见湍流），膀胱中断，子宫肌层变薄（子宫肌层 <1mm 或探测不到），胎盘隆起，外生性包块，子宫与膀胱壁之间血管增多，桥接血管（从胎盘发出经过子宫肌层越至浆膜层到膀胱或其他器官，常与子宫垂直走行），胎盘陷窝供应血管（高速血流从子宫肌层发出到陷窝，形成湍流入口）[9]。目前，胎盘植入的产前 MRI 诊断尚未形成统一标准，国内外有学者将胎盘植入的 MRI 诊断标准分为直接征象和间接征象。直接征象包括：子宫肌层变薄及子宫结合带低信号消失，子宫肌层不连续，宫外胎盘组织延伸。较常用的间接征象包括：①胎盘内条状低信号影；②胎盘局部向外膨出性改变；③胎盘内增多增粗的血管影，血管影直径大于 6mm；④下段子宫膨大；⑤胎盘信号不均匀，其内可见点、斑片状高信号影；⑥膀胱顶后壁呈幕状改变。研究认为，胎盘内条状低信号影的发生机制可能与胎盘反复出血并纤维化有关。胎盘植入时胎盘组织向肌层生长过程中常伴随过度增生反应，局部结构紊乱，血管迂曲扩张，导致胎盘局部膨隆，血管影增多增粗。其中胎盘内条状低信号影是胎盘植入最具诊断价值的间接征象[10]。因此，当孕晚期或者瘢痕子宫 MRI 直接征象难以作出判断时，需结合间接征象进行观察诊断。目前尚无明确的胎盘植入的 MRI 分型标准。MasseUi 等人将胎盘植入分为 4 型，0 型：胎盘与子宫的分界正常，结合带低信号线连续；1 型：胎盘粘连，表现为低信号线消失、分界不清，肌层变薄，但肌层内信号均匀；2 型：胎盘植入，表现为在 1 型的基础上，出现肌层内信号不均匀，局部可见高信号的胎盘绒毛组织；3 型：穿透性胎盘植入，表现为绒毛突破子宫肌层及外膜，与子宫邻近器官分界不清[11]。

胎盘植入是引起产科大出血的主要原因之一，其并发症的严重程度随绒毛侵袭子宫壁的深度而异。因此，产前诊断胎盘植入对患者临床管理及治疗结果至关重要。虽然，超声或 MRI 对胎盘植入的诊断有着较高的特异度和灵敏度，但部分征象也可见于正常孕妇，单独依靠这些征象很可能会出现假阳性结果。其最终确诊仍需根据手术或分娩时所见或分娩后的病理学诊断。

第四节
胎盘剥离

【临床病史】孕妇，31 岁，妊娠 35 周，孕 3 产 0，本次怀孕为辅助生殖技术受孕，自觉腰背酸胀感伴不规律下腹紧缩腹胀感3天，阴道流血 3h，伴血块，胎心监护呈反应型，可见不规律宫缩，胎心正常。产前行 B 超及胎盘 MRI 检查（图 11-4）。

【影像解析】胎盘早剥（placental abruption）是指妊娠 20 周后或分娩期正常位置的胎盘在胎儿娩出前部分或全部从子宫壁剥离，占妊娠晚期阴道出血原因的 15%~30%，是妊娠晚期一种严重并发症，围产儿死亡率为 20%~35%。可能的临床高危因素与诱因包括宫腔压力骤然变化、孕妇微血管病变、机械性因素及高龄等，其病理改变为底蜕膜出血，使胎盘从附着处分离，发病率为 0.46%~2.1%。胎盘早剥的主要临床表现主要有腹痛，阴道流血，子宫张力高，可以伴有胎心音监测异常及胎儿窘迫的发生，甚至发生不规律宫缩。根据出血类型可将胎盘早剥分为：①显性剥离：出血突破胎盘和子宫壁附着处，血液排出宫腔，胎盘后方无血液积聚；②隐性剥离：血液隐匿在胎盘和子宫肌壁中，形成血肿，未突破周围胎膜附着处。根据血肿形成的位置，胎盘早剥又可分

为羊膜下血肿、胎盘后血肿、边缘性绒毛膜下血肿及胎盘内血肿。超声是诊断胎盘早剥的主要方法，但急性或亚急性血肿与胎盘组织均表现为等回声，小的边缘性出血表现不典型，显性剥离时由于血液排出宫腔，胎盘后方无血液积聚，故胎盘早剥超声诊断的敏感性较低（24%），但特异性高达 96%。胎盘早剥血肿内部回声杂乱，随胎盘剥离出血时间的不同而有不同超声表现。急性出血表现为较均匀的强回声，亚急性出血表现为等回声，1~2 周后为低回声，2 周之后变为无回声。探头在血肿表面轻柔移动时可见血肿移动或变形。受剥离部位积聚血液的影响，剥离区的胎盘增厚，向羊膜腔方向膨出，胎盘厚度常 >5cm。多普勒超声检查显示血肿内部无血流信号。MRI 具有良好的空间分辨力，大大增加了胎盘早剥诊断的敏感性，并可根据出血的信号改变判断出血时间及是否有新发出血，可为临床提供丰富的信息[12]。根据病情严重程度又可将胎盘早剥分为 3 级：Ⅰ级主要以外出血为主，胎盘剥离面不超过胎盘的 1/3，多见于分娩期；Ⅱ级

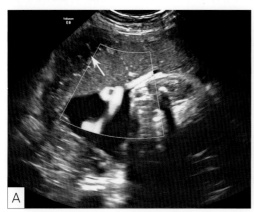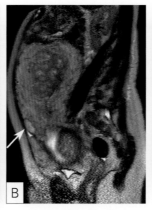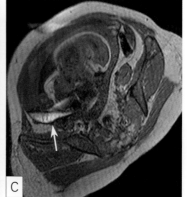

图 11-4　胎盘剥离

A. 超声示子宫前壁下方近胎盘组织母体面可见低回声团（箭）。B-C. MRI 示子宫前下壁近胎盘组织母体面可见一长圆形异常信号影，T2WI 呈稍高信号，T1WI 呈高信号（箭）

以内出血为主,胎盘剥离面超过胎盘的1/3,有较大的胎盘后血肿,多见于重度子痫前期、子痫患者;Ⅲ级以内出血为主,胎盘剥离面超过胎盘的1/2或以上,胎心多消失。

【鉴别诊断】 胎盘早剥需要与血池、血窦、子宫肌瘤、胎盘囊肿、胎盘血管瘤、子宫局部收缩等进行鉴别。MRI检查有助于鉴别,胎盘早剥形成血肿体积较血池、血窦或胎盘囊肿大,且胎盘增厚明显。胎盘子宫肌瘤或血管瘤多普勒超声肿块内见血流信号。子宫局部收缩可根据舒张后图像恢复正常与血肿鉴别。胎盘早剥显性剥离主要与前置胎盘合并出血鉴别,前置胎盘出血无明显诱因,常为无痛性阴道流血,可反复发生。

第五节
副胎盘

【临床病史】 孕妇,38岁,妊娠28周。

【产前检查】 B超:胎盘主体部分位于子宫前壁,子宫后壁可见一小胎盘回声。产前行胎盘超声及MRI检查(图11-5)。

【影像解析】 副胎盘(succenturiate placenta)是一个或几个胎盘小叶与胎盘主体分开,借胎膜、血管与胎盘主体相连,发生率约为3%,发病机制尚不清楚,目前认为是子宫内膜发育不良或炎症使囊胚附着处的营养条件或血供不好,促使胎盘迁徙所致。影像表现为主胎盘之外有一个或几个与胎盘回声或信号相同的实性团块即副胎盘,副胎盘一般体积较小,与主胎盘之间至少有2cm的距离间隔。彩色多普勒血流显像可观察到实性团块与主胎盘之间有血管相连接,且为胎儿血管[13]。脐带总是附着于胎盘主体,副胎盘仅有来自胎儿面的一对血管供应,故较易发生胎盘梗死。连接主、副胎盘的血管可位于子宫颈内口,出现前置血管。副胎盘也可位于子宫下段,引起前置胎盘的临床表现。主胎盘娩出后,副胎盘可残留于宫腔内,导致产后出血或感染。

【鉴别诊断】 副胎盘需与单胎多叶胎盘鉴别,主要区别在胎盘血管,前者副胎盘血管与主胎盘相连,后者则不相连,直至进入脐带时开始合并。副胎盘胎盘叶之间有胎膜相连,未完全分开,亦与多叶胎盘不同。

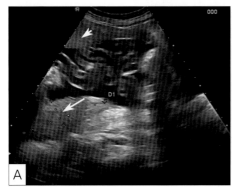
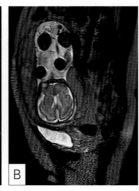
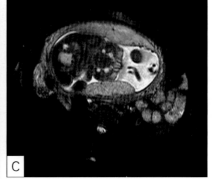

图 11-5　副胎盘

A. 超声示子宫前壁及后壁均可见一胎盘回声(短箭示子宫前壁胎盘主体部分,长箭所示子宫后壁胎盘)。B-C. 磁共振矢状位及横轴位示胎盘主体部分位于子宫前壁,子宫后壁亦可见一胎盘信号

第六节
膜状胎盘

【临床病史】孕妇,34 岁,妊娠 37 周。

【产前检查】B 超:胎盘组织占据子宫前壁及部分子宫后壁,胎盘组织最厚处约 1.7cm,考虑膜状胎盘可能性大。产前行胎盘超声及 MRI 检查(图 11-6)。

【影像解析】膜状胎盘(membranacea placenta)指孕卵周围被一薄层功能性的绒毛所包绕,形成面积大而薄的胎盘[14]。它是一种少见的胎盘发育异常,因为包蜕膜过分供应血液,与蜕膜连接的绒毛膜难以萎缩所致,发生率约为 1/3 000。可能的内在因素包括:子宫内膜炎,内膜血管丰富和蜕膜增生,使胎囊表面生长丰富的绒毛、内膜萎缩或发育不良,导致滋养细胞始基异常,孕卵着床深等。膜状胎盘的主要临床表现为早期开始反复阴道流血,流产,早产,前置胎盘,胎儿生长受限,围生期胎儿死亡,产后大出血。影像学表现为胎盘组织覆盖 2/3 以上子宫壁,胎盘组织极薄,约 1~2cm,羊水过少,多普勒超声可见胎盘组织内血流信号丰富。因膜状胎盘面积大,常造成胎盘低位。胎儿生长受限致胎儿各径线测量值小于孕周正常值。分娩时,膜状胎盘常伴胎盘粘连以致临床不易剥离或切除子宫。

第七节
轮状胎盘

【临床病史】孕妇,35 岁,妊娠 22 周。孕 2 产 1,孕期顺利,未行唐氏筛查,孕早期无阴道流血,孕 22 周行中孕期超声结构畸形筛查检查。

【影像解析】轮状胎盘(circumvallate placenta)是由于胎盘的绒毛膜向外发育超过绒毛膜板,使羊膜不能平坦的与壁蜕膜相移行,胎盘边缘呈轮状隆起,使胎盘的胎儿面中心呈内凹状态[15]。轮状胎盘的发生机制为胎儿面的绒毛板面积小于基底膜,胎儿面可见灰白色较厚的环状结构包绕,此环由两层绒毛膜和两层羊膜折叠构成,环内胎盘

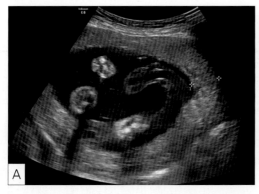
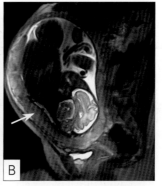

图 11-6 膜状胎盘

A. 超声检查示胎盘组织占据整个子宫前壁及部分子宫后壁,胎盘组织最厚处约 1.7cm。B. 磁共振检查示胎盘组织较薄,占据整个子宫前壁和大部子宫后壁,覆盖宫颈内口(箭示胎盘)

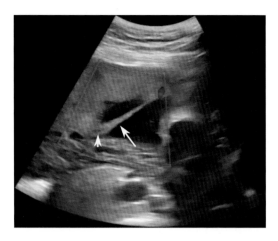

图 11-7 轮状胎盘

超声示胎盘边缘可见一带状物凸向宫腔,两端均附着于胎盘组织(长箭),多普勒超声可见有血流信号(短箭)

为正常表现,并有脐带插入。其发生率不到1/6 000,可无症状,或合并无痛性阴道出血,可反复发生,不随妊娠期进度而增多。出血与胎盘边缘及附近的蜕膜及绒毛膜不正常,胎盘边缘的血窦壁薄弱破裂有关。轮状胎盘的典型影像学表现为:胎盘边缘处见一隆起凸向羊膜腔(图 11-7),或在胎盘边缘纵切面可见胎盘胎儿面显示有一条带状结构连接胎盘两端,与胎儿无粘连,多普勒超声显示其内有血流信号。轮状胎盘可导致产前出血、早产、IUGR、胎儿畸形、围生儿死亡率增高,亦可合并前置胎盘或胎盘早剥。

【鉴别诊断】 轮状胎盘特别是胎盘边缘呈环带状凸向羊膜腔与羊膜片或羊膜带综合征有相似之处,常需鉴别。羊膜带综合征表现为漂浮于羊水中的带状回声,黏附于胎儿,可出现胎儿畸形,胎儿在宫内活动受限。轮状胎盘表现为胎盘边缘呈环状或带状凸向羊膜腔,基底部较厚,与胎盘实质回声相似,与胎儿无粘连,胎儿活动不受限。

羊膜片可能因宫内器械操作损伤,发生瘢痕或伸越子宫腔的粘连形成,与胎儿无粘连,胎儿活动亦不受限制,粘连可能发生在宫腔的任何部位,部分其上可见胎盘组织附着,但在妊娠后期,羊膜片可消失不见。

第八节
羊膜片

【临床病史】 孕妇,38 岁,孕 2 产 1。妊娠 14 周,少量阴道流血 1h,瘢痕子宫,行超声检查示:胎盘边缘达宫颈内口,宫腔积血,羊膜片。妊娠 23 周行中孕期超声结构筛查示:透明隔未见显示,羊膜片,胎盘低置状态。行胎儿头颅 MRI 检查示:胎儿头颅未见明确异常,羊水中可见一带状物,与胎体未见明显粘连。妊娠 37 周超声检查羊膜片消失。

【影像解析】 羊膜片(amniotic sheet)又称为宫腔粘连带,可能是因宫内器械操作损伤,发生瘢痕或伸越子宫腔的粘连,而使羊膜与绒毛膜沿着瘢痕生长形成羊膜片[16]。其含 2 层羊膜与 2 层绒毛膜,基底部较厚。羊膜片一般无临床意义,孕妇无临床症状,可发生于宫腔任何位置,部分其上可有胎盘组织附着。在影像上羊膜片表现为羊膜囊内片状物横越羊膜腔,漂浮于羊水中,与胎儿无粘连(图 11-8),胎儿运动不受限制,不发生胎儿畸形,附着于胎盘组织时,内可见血流信号,且妊娠晚期羊膜片可消失。

【鉴别诊断】 羊膜片需与羊膜带综合征相鉴别,前者与胎儿无粘连,胎儿活动不

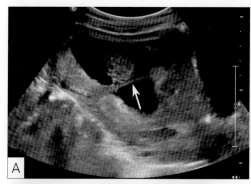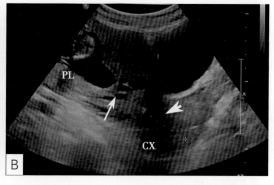

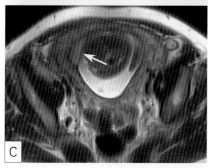

图 11-8 羊膜片

A.超声示宫腔内可见一带状物连接于子宫前后壁(箭)。B.胎盘边缘达宫颈内口,胎盘下缘与宫颈内口见积血(短箭示积血,长箭示胎盘边缘,CX:宫颈,PL:胎盘)。C.磁共振示宫腔内可见一带状物连接于子宫前后壁(箭),两端未见胎盘组织附着,与胎儿组织未见明显粘连

受限;后者与胎儿粘连,并合并胎儿畸形。

第九节
羊膜带综合征

【临床病史】孕妇,33 岁,妊娠 30 周。

【产前检查】B 超:宫腔内可见一条带状高回声,其上附着胎盘组织。邻近处腹围突然变小,呈"束腰征"改变。产前行胎盘 MRI 检查(图 11-9)。

【影像解析】妊娠中羊膜自发性或医源性破裂,羊膜部分或全部回缩形成带状纤维束或纤维鞘形成羊膜带。羊膜带综合征 (amniotic band syndrome, ABS)是指羊膜带缠绕或粘连胎体某一部分,引起胎儿变形畸形或胎体截断的一组复合畸形[17]。孕妇往往无明显临床症状和体征,且病例散发。由于羊膜破裂导致胎儿受累部位不同,胎儿畸形影像学表现不尽相同。如羊膜带与胎儿颅面部粘连,可造成胎儿颅面部的部分缺损;如与胎儿腹壁粘连,则可造成胎儿腹壁缺损而使内脏外翻;如胎儿肢体被卷入羊膜带,可造成宫内截肢,连肢、并指畸形等;若胎体被卷入羊膜带中,随着胎儿生长,可形成缩窄环,可引起胎体截断畸形。超声检查是检查 ABS 最直观、最可靠的方法,影像表现为羊水中可见一条或多条带状组织漂浮,且与胎体某部相连,胎儿活动多受限制,常合并不同程度胎儿畸形[18]。

【鉴别诊断】羊膜带综合征应与羊膜片鉴别。羊膜片不会与胎儿粘连,在妊娠晚期,羊膜片可消失不见;羊膜带综合征可与胎儿粘连,合并有胎儿畸形。

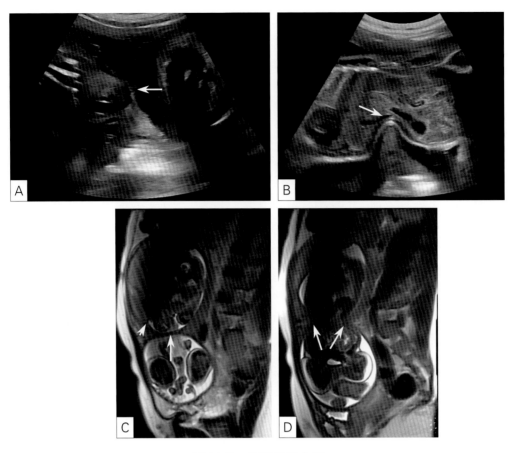

图 11-9　羊膜带综合征

A-B. 超声示宫腔内可见一带状物，呈高回声（A，箭），其上附着于胎盘组织，相应腹围呈"束腰"征改
变（B，箭）。C-D. 磁共振示胎儿中腹部外围可见一羊膜带缠绕（C，长箭；短箭示胎盘边缘），相应腹围
较邻近腹围变小，呈"束腰征"（D，箭），肝脏受压、稍上移，胃腔局部位于束腰带下方

（广州市妇女儿童医疗中心　刘鸿圣　刘振清）

参 考 文 献

［1］Downes KL，Hinkle SN，Sjaarda LA，et al. Previous prelabor or intrapartum cesarean delivery and risk of placenta previa［J］. American Journal of Obstetrics and Gynecology，2015；212（5）：669. e1-e6.

［2］谢幸，苟文丽. 妇产科学［M］. 8 版. 北京：人民卫生出版社，2013：126-129.

［3］Ruiter L，Kok N，Limpens J，et al. Incidence of and risk indicators for vasa praevia：a systematic review［J］. BJOG：An International Journal of Obstetrics & Gynaecology，2016；123（8）：1278-1287.

［4］Ruiter L，Kok N，Limpens J，et al. Systematic review of accuracy of ultrasound in the diagnosis of vasa previa［J］. Ultrasound in Obstetrics & Gynecology，2015；45（5）：516-522.

［5］Kikuchi A，Uemura R，Serikawa T，et al. Clinical significances of magnetic resonance imaging in prenatal diagnosis of vasa previa in a woman with bilobed placentas［J］. Journal of Obstetrics and Gynaecology Research，2011；37（1）：75-78.

［6］王芊芸，黄贝尔，杨慧霞. 胎盘植入发病机制的研究进展［J］. 中华围产医学杂志，2019；22（1）：66-69.

［7］陈敦金,杨慧霞.胎盘植入诊治指南(2015)［J］. 中华产科急救电子杂志,2016;5(1):26-31.

［8］Jauniaux E,Ayresdecampos D. FIGO consensus guidelines on placenta accreta spectrum disorders introduction［J］. International Journal of Gynaecology & Obstetrics,2018;140(3):274-281.

［9］Collins SL,Ashcroft A,Braun T,et al. Proposal for standardized ultrasound descriptors of abnormally invasive placenta(AIP)［J］. Ultrasound in Obstetrics & Gynecology,2016;47(3):271-275.

［10］曾桔,谢欢,印隆林.胎盘植入的 MRI 诊断进展［J］.医学影像学杂志,2018;28(9):168-171.

［11］Masselli G,Brunelli R,Casciani E,et al. Magnetic resonance imaging in the evaluation of placental adhesive disorders:correlation with color Doppler ultrasound［J］. European Radiology,2008;18(6): 1292-1299.

［12］Fadl Shaimaa A,Linnau Ken F,Dighe Manjiri K. Placental abruption and hemorrhage-review of imaging appearance ［J］. Emergency Radiology, 2019;26(1):87-97.

［13］Cavaliere AF,Rosati P,Ciliberti P,et al. Succenturiate lobe of placenta with vessel anomaly:a case report of prenatal diagnosis and literature review ［J］. Clinical Imaging,2014;38(5):747-750.

［14］Lu T,Liang ZX,Ying H,et al. Placenta membranacea: an anormaly of the placenta:three case reports［J］. Medicine,2019;98(26):e16166.

［15］Hanako T,Shigeru A,Kentaro S,et al. Circumvallate Placenta:Associated Clinical Manifestations and Complications-A Retrospective Study ［J］. Obstetrics and Gynecology International,2014;35 (11):230-235.

［16］Kesrouani A,Nasr B,Atallah H,et al. Case review and outcomes of prenatally diagnosed amniotic sheets ［J］. International Journal of Gynaecology & Obstetrics,2017;138(2):225-226.

［17］Umma AI. Amniotic band syndrome ［J］. Archives of Medicine and Health Sciences,2018;6(2): 260-261.

［18］Laxmi DP,Zareena VH,Madhavan VT,et al. Prenatal diagnosis of amniotic band syndrome［J］. Indian J Radiol Imaging,2016;26(1):63-66.

索 引